Medicina integrativa

Dados Internacionais de Catalogação na Publicação (CIP)
(Câmara Brasileira do Livro, SP, Brasil)

Lima, Paulo de Tarso
  Medicina integrativa: a cura pelo equilíbrio / Paulo de Tarso Lima. – São Paulo:
MG Editores, 2009.

  ISBN 978-85-7255-061-1

  1. Cura 2. Medicina integrativa 3. Saúde – Promoção 4. Terapêutica 5. Terapias
complementares I. Título.

09-08776   CDD-615.5

Índice para catálogo sistemático:

1. Medicina integrativa: Obras de divulgação : Ciências médicas   615.5

Compre em lugar de fotocopiar.
Cada real que você dá por um livro recompensa seus autores
e os convida a produzir mais sobre o tema;
incentiva seus editores a encomendar, traduzir e publicar
outras obras sobre o assunto;
e paga aos livreiros por estocar e levar até você livros
para a sua informação e o seu entretenimento.
Cada real que você dá pela fotocópia não autorizada de um livro
financia um crime
e ajuda a matar a produção intelectual em todo o mundo.

Medicina integrativa
a cura pelo equilíbrio

PAULO DE TARSO LIMA

MG EDITORES

MEDICINA INTEGRATIVA
A cura pelo equilíbrio
Copyright © 2009 by Paulo de Tarso Lima
Direitos desta edição reservados por Summus Editorial

Editora executiva: **Soraia Bini Cury**
Editoras assistentes: **Andressa Bezerra e Bibiana Leme**
Capa: **BuonoDisegno**
Imagens da capa: **salada – Denis Vrublevski/Shutterstock;
reiki – Luca Tettoni/Corbis/Latinstock;
pés – Matsonashvili Mikhail/Shutterstock;
pílulas – Kapu/Shutterstock**
Projeto gráfico e diagramação: **Acqua Estúdio Gráfico**
Ilustrações: **Randy Glasbergen e Vagner Coelho dos Santos**

3ª reimpressão, 2022

MG Editores

Departamento editorial
Rua Itapicuru, 613 – 7º andar
05006-000 – São Paulo – SP
Fone: (11) 3872-3322
http://www.mgeditores.com.br
e-mail: mg@mgeditores.com.br

Atendimento ao consumidor
Summus Editorial
Fone: (11) 3865-9890

Vendas por atacado
Fone: (11) 3873-8638
e-mail: vendas@summus.com.br

Impresso no Brasil

*Dedico este livro a meu filho, Lucas,
que permite, com sua presença, que o
verdadeiro significado da atenção
e do amor se revele em minha vida.*

Agradecimentos

Cada pessoa se alimenta do que lê, do que escuta, do que vê, de tudo que recebe do mundo e incorpora a si, assim como absorve um perfume. E se torna um pouco daquilo que fala, que ouve e toca. Se suas ideias e pensamentos são partes construtivas do seu ser, cada um doa seus conteúdos ao mundo ao expressá-los através de suas palavras e gestos.

I Ching

Muitas pessoas contribuíram para que este livro fosse concebido e elaborado. Deixo aqui minha gratidão a todos os que generosamente compartilharam um pouco de si mesmos comigo; aos pacientes, médicos, terapeutas e estudantes que me conectaram ao sentido maior de ser médico.

Vários líderes também me inspiraram, e sua presença e seu exemplo continuam a me ajudar na caminhada rumo à implementação da medicina integrativa no Brasil. Meus agradecimentos especiais a Andrew Weil, David Rosenthal, Donald Abrams, Eduardo Bruera, Melinda O'Connor,

Moshe Frenkel, Rachel Naomi Remen, Saki Santorelli, Tyeronna Low Dog e Victoria Maizes.

Agradeço ainda a todos os médicos, enfermeiros e profissionais de saúde que participam ativamente de nosso trabalho no Hospital Albert Einstein, em São Paulo. Obrigado em especial a Ana Claudia Arantes, Auro Del Giglio, Edson Amaro Jr., Fabiola Peixoto Minson, João Radvany, Marcelo Saad, Miguel Cendoroglo Neto e Nelson Hamerschlak.

Agradeço a presença estruturante de Alberto Patrício, Geraldo Busatto, Giselle Tromboni, Guilherme Pestana, Marcelo Ponce, Maria Regina Machado, Simone Iwasso e Sukie Miller, bem como ao convite da MG Editores, feito por Raul Wassermann e Soraia Bini Cury.

Minha profunda gratidão aos meus companheiros de caminhada, os "Jedis", como os chamo: Elisa Kozasa, Nelson Felici de Barros, Paulo Bloise, Paulo Minoru Minazaki, Plinio Cutait, Rodrigo Yacubian e Stephen Little.

À minha família, especialmente a meus pais e irmãos, onde o verdadeiro apoio se encontra, meus agradecimentos finais.

Sumário

Prefácio	• 11
Apresentação	• 15
Introdução	• 17

1
Princípios e conceitos	• **19**
Complementar ou alternativa?	• 26
Trazendo a medicina a suas origens	• 29
O direito à cura	• 35
Para saber mais	• 38

2
Atenção ao corpo	• **39**
Autocuidado e o caminho da atenção	• 39
Respirando e relaxando – a reação de relaxamento	• 44
Só por um dia: atenção à respiração	• 48
E essa tal de energia?	• 51
Só por um dia: atenção ao corpo	• 58
Para saber mais	• 63

3

Atenção à alimentação • 65

As dez mais da dieta saudável • 65

Monte um prato colorido e rico em nutrientes • 77

A verdadeira relação entre alimentação e câncer • 79

Olhando de perto os antioxidantes • 84

A verdade sobre os aditivos alimentares • 88

Vale a pena comprar alimentos orgânicos? • 92

Produto natural não significa produto saudável • 96

Só por um dia: atenção à alimentação • 98

Para saber mais • 101

4

Atenção à vida • 103

À beira de um ataque de nervos • 103

Riscos e benefícios das práticas integrativas • 110

Para perguntar ao médico • 113

Para prestar atenção • 114

Como avaliar um site • 114

A reconexão com a vida: sobre a integralidade do ser • 116

Saúde e autocuidado: otimizando seu sistema de cura • 120

Só por um dia: atenção ao momento presente • 123

5

A medicina integrativa e o futuro • 127

Modelos práticos • 127

A questão econômica • 133

Caminhos de futuro • 137

Prefácio

Medicina integrativa é uma abordagem médica orientada para a *cura* (*healing*), tendo como foco o cuidado do paciente como um todo – mente, corpo, espírito e estilo de vida. Além disso, enfatiza o relacionamento terapêutico e emprega todas as terapias adequadas para cada caso, tanto as convencionais como as complementares. No entanto, medicina integrativa não é sinônimo de medicina alternativa ou complementar, pois não rejeita a medicina convencional e tampouco aceita tratamentos complementares sem um olhar crítico.

Em rápida ascensão nos Estados Unidos – principalmente devido ao colapso do sistema de saúde, provocado pelos elevados custos da medicina de alta tecnologia –, a medicina integrativa vem sendo encarada com seriedade. Um dos principais motivos é a consciência de que a sua prática reduz os custos médicos de duas maneiras: deslocando o foco dos tratamentos da doença para a promoção da saúde, por meio do cuidado com o estilo de vida, enfatizando o potencial inato de recuperação do organismo; oferecendo e popularizando tratamentos mais baratos cujos resultados são tão bons ou melhores que os de remédios alopáticos e outras terapias convencionais.

Entre as diretrizes da medicina integrativa estão, por exemplo, mudanças na dieta, suplementos alimentares, recomendação da prática de atividades físicas, redução de estresse, terapias de corpo e mente ou utilização de orientações de sistemas de saúde orientais, como a medicina tradicional chinesa, em adição ao uso seletivo das terapias convencionais. Como esses tratamentos são customizados para cada paciente, pesquisá-los se constitui um desafio. Atualmente, são fundamentais as pesquisas que comparam a gestão integrativa com a gestão convencional dos problemas de saúde mais comuns, especialmente aqueles que absorvem muito dinheiro do sistema de saúde. Por isso, quanto mais dados tivermos sobre a eficácia da medicina integrativa, mais fácil será promover um avanço na área e mudar a prioridade da distribuição das verbas, que hoje cobrem tratamentos convencionais caros.

Os profissionais de saúde estão cada vez mais atraídos pela medicina integrativa, pois reconhecem seu potencial de recuperar os valores que formam o núcleo da prática médica, valores esses que se fragmentaram no correr da era da medicina orientada pelo lucro. No entanto, a demanda de médicos treinados para colocar em prática a medicina integrativa ainda excede a oferta. O Centro de Medicina Integrativa da Universidade do Arizona,

Medicina integrativa

fundado por mim em 1994, já graduou mais de quinhentos médicos (e alguns enfermeiros). Muitos deles hoje dirigem programas de medicina integrativa em diversas instituições. Outros dão treinamento a profissionais. Outros, ainda, são autores de importantes textos na área. Esse é o caso do autor deste livro, Paulo de Tarso Lima, ex-aluno do Centro que hoje faz parte do grupo de médicos e profissionais de saúde que se dedicam à promoção, difusão e implementação da medicina integrativa no Brasil e na America Latina.

Esta é a primeira obra em português que discute o assunto de forma clara e concisa, apresentando a nova abordagem tanto para o leigo como para o profissional da área. Também contribui para a implementação de novos centros de cuidados médicos, pesquisa e educação. Por tudo isso, acredito que este livro se transformará em excelente referência para o campo da medicina integrativa.

Dr. Andrew T. Weil
Autor de diversos livros sobre saúde e medicina
incluídos na lista de best-sellers do *The New York Times*
Fundador e diretor do Centro de Medicina
Integrativa da Universidade do Arizona
Professor de Medicina e Saúde Pública
na Universidade do Arizona

Apresentação

A medicina integrativa está ganhando maior aceitação nos Estados Unidos e em todo o mundo ocidental. É uma abordagem que valoriza os avanços da medicina moderna, mas ao mesmo tempo respeita a longa história da medicina complementar e dos sistemas médicos orientais. O novo modelo une o que há de melhor em ambas, sempre com base em evidências científicas. A medicina integrativa enfatiza a necessidade de acolher a pessoa como um todo: incluindo corpo, mente e espírito. Essa abordagem realça que não é somente o médico quem fornece a cura, destacando também a participação ativa do paciente – por meio de medidas simples tais como a prática de exercícios físicos, a adoção de uma dieta adequada, a gestão do estresse, entre outras atitudes – para a maximização de sua saúde. Ela realça também a primazia do relacionamento entre paciente e médico e a importância de compartilhar as tomadas de decisão. Não é apenas o especialista quem decide, esse é um processo que combina a opinião da equipe de médicos, do paciente e de sua família.

Nos Estados Unidos, 44 das 125 faculdades de medicina já adotam esse modelo, executando-o tanto na prática clínica como nas áreas de educação e pesquisa. Em muitas outras faculdades a medicina integrativa está ganhando impulso e tornando-se cada vez mais aceita.

Após múltiplas experiências educacionais, o dr. Paulo de Tarso Lima está se transformando no pioneiro dessa área na América do Sul, sendo um dos poucos médicos que tomaram o desafio de propor e implementar tal abordagem no Brasil. Por meio deste livro, o dr. Lima transmite ao público brasileiro o que a medicina integrativa realmente é. No meu conhecimento, este é o primeiro livro escrito sobre a medicina integrativa em português. O dr. Lima contribui com outro aspecto importante que não é conhecido nos Estados Unidos: ele fala sobre a cura (*healing*) e o ato de ser curado. Para a minha surpresa, não há nenhuma palavra similar em português (*healing* × *cure*), por isso um dos assuntos abordados em seu livro é a "saúde além da cura", o que reflete muito bem o valor adicionado do processo inato de cura (*healing*). Na obra, o autor esclarece a importância desse processo, evidenciando o valor da redução de estresse e da alimentação. Vejo este livro como uma grande contribuição para a compreensão e a expansão dessa nova abordagem da medicina no Brasil.

Dr. Moshe Frenkel
Professor associado – diretor médico do Programa
de Medicina Integrativa do MD Anderson
Cancer Center, da Universidade do Texas
frenkelm@netvision.net.il

Introdução

A ciência médica apresentou um avanço incomparável no último século. Da descoberta da penicilina até o sequenciamento do genoma humano, passando por vacinas, transplantes e cirurgias de alta complexidade, um novo nível de conhecimento do corpo humano e de suas patologias foi alcançado. Temos ao nosso dispor um leque enorme e diversificado de terapias, exames de diagnóstico e medicamentos. É inquestionável que, com a soma de todos esses elementos, salvamos mais vidas do que jamais fomos capazes. Porém, ainda não atingimos um patamar no qual, além de tratar a doença, prevenimos de maneira eficaz seu surgimento – ou ao menos oferecemos oportunidades para que quem convive com determinadas patologias, como doenças crônicas e tumores, tenha uma vida melhor e mais plena. A medicina convencional, dessa maneira, tem aberto espaço para que pacientes façam suas buscas individuais em terapias complementares e alternativas, que geralmente se pautam pela oferta de conforto e pelo alívio de sintomas. No entanto, sem orientação adequada e com pouco diálogo com o profissional de saúde, essas buscas podem acabar sendo mais prejudiciais do que benéficas.

Este livro pretende apresentar, de maneira clara e didática, a medicina integrativa – abordagem médica que se pauta justamente pela união dos avanços científicos com as terapias e práticas complementares cujas evidências científicas comprovem sua segurança e eficácia. Meu objetivo como médico que compartilha dessa abordagem é olhar integralmente o paciente, escolhendo as melhores práticas para ele com base na análise de sua história, seu momento, suas patologias, seus hábitos e seu estilo de vida – sempre em sintonia com o tratamento convencional. Nas páginas seguintes, além de apresentar os conceitos que norteiam a medicina integrativa, sua origem nos Estados Unidos e sua abrangência pelo mundo, enfatizo também a importância de prestar atenção a alguns pontos vitais de nossa vida, como a respiração, a alimentação e o controle do estresse. Em tópicos, ofereço algumas dicas práticas que podem ser adotadas e seguidas em qualquer momento do dia. São exercícios simples que nos tiram da correria cotidiana e nos trazem para nós mesmos – posição básica para conseguirmos exercer a atenção e o autocuidado e, com isso, ter mais saúde e viver melhor.

1. Princípios e conceitos

A medicina moderna, associada ao avanço da ciência no último século, desmembrou-se em uma série de especialidades que produzem conhecimento sobre cada pequena parte do corpo humano. Ao terminar seus estudos, o médico tende a se aprofundar em uma destas divisões – cardiologia, ortopedia, endocrinologia, anestesia, oftalmologia, oncologia etc. Encontra técnicas variadas de exames de diagnóstico por imagem, de cirurgias invasivas extremamente sofisticadas, de marcadores que indicam células doentes, de medicamentos de última geração que tendem a se tornar cada vez mais individualizados.

Mesmo assim falta alguma coisa. Continuamos sendo acometidos por doenças crônicas, perdendo qualidade de vida e fazendo fila nos consultórios e hospitais. E, mais importante, não nos sentimos cuidados e atendidos plenamente nesse processo convencional, nem conseguimos conviver melhor com a doença. Em resumo, temos um sistema de atendimento à saúde que é um sistema de atendimento à doença. Ele não previne o adoecimento: reage aos sintomas. Não busca entender o paciente inteiro, somente a parte do seu corpo que está acometida por alguma patologia. Mas não precisamos continuar assim.

Uma nova abordagem, chamada medicina integrativa, tem conquistado espaço em instituições de pesquisa, hospitais, unidades de saúde e consultórios médicos ao propor transformações nesse cenário fragmentado e nem sempre eficiente. Organizada como movimento em universidades norte-americanas de pesquisa a partir de meados dos anos 1970, uma de suas grandes inovações está na mudança de paradigma: sai a doença como foco principal da atenção e entra o paciente inteiro – mente, corpo e espírito – no centro do cuidado. Parece simples, mas é um deslocamento gigantesco que modifica toda a prática médica, numa reação em cascata: o paciente é visto como agente responsável por sua melhora, a consulta inclui atenção diferenciada, a relação médico-paciente se fortalece, a escolha de terapias se expande. Até mesmo o conceito de cura é ampliado, deixando de ser entendido apenas como ausência de doença (visão ainda comum hoje em dia) para ser visto como restauração do bem-estar físico, mental e social – definição, aliás, da Organização Mundial da Saúde (OMS).

Outro diferencial da medicina integrativa é a ênfase na capacidade inata de recuperação do organismo. Em outras palavras, isso significa dizer que somos capazes de participar ativamente do nosso processo de cura, apesar

Medicina integrativa

de não sermos educados para saber disso. A cura não vem de fora, mas de dentro – remédios, tratamentos e cirurgias são necessários para auxiliar e acelerar essa recuperação, mas não são tudo nem podem fazer todo o trabalho sozinhos. Condicionados como estamos ao pensamento racional e cartesiano, que primeiro divide em partes para depois tentar compreender e racionalizar, temos mais dificuldade do que uma criança para entender a capacidade de recuperação do corpo – um garoto de 10 anos, ao observar um machucado cicatrizando, entende melhor esse conceito do que muitos adultos.

Trata-se de uma mudança de entendimento. Por exemplo, ao se recuperar de uma pneumonia após ingerir antibióticos, qualquer pessoa pensaria que foram os remédios que levaram à cura. Já a medicina integrativa entenderia que o sistema imune do paciente, auxiliado pela redução de bactérias devido ao uso de antibióticos, foi o que permitiu a cura. Parecido, mas totalmente diferente. Na minha experiência como cirurgião, vi muitos pacientes que não cicatrizavam após a cirurgia – com o contato, descobria que eram pessoas deprimidas, que enfrentavam problemas familiares ou algum outro distúrbio emocional. Uma vez resolvidos esses conflitos, elas cicatrizavam. Eram elas mesmas, inteiras, que estavam finalmente reorganizando seu corpo, e se reorganizando, depois de um procedimento invasivo e traumático.

Isso não quer dizer que o papel do médico fique em segundo plano no tratamento. Ao contrário, embasado nesse conceito, cabe a ele orientar e ser capaz de engajar seu paciente num caminho individualizado de tratamento e prevenção, usando todas as ferramentas disponíveis e indicadas a cada um em cada momento. Para isso, o médico adepto da medicina integrativa precisa ouvir, ter tempo, estar disponível para conhecer a história pessoal, o estilo de vida e as características biológicas do paciente. Ele também necessita ter sensibilidade para perceber o estado emocional de quem o consulta. Somente depois de estabelecer um contato profundo com o paciente e de traçar seu perfil poderá capacitá-lo para alcançar mais bem-estar.

Por exemplo, pode ser interessante para o paciente que se preocupa com a alimentação receber orientações nutricionais, que enfatizem as propriedades de cada alimento. Para o que faz uso de fitoterápicos, é necessário indicar quais plantas são benéficas e quais associações devem ser evitadas. Em outras palavras, o paciente é orientado e suas buscas são validadas. Com isso, ele ganha poder e tem participação ativa no tratamento.

Nesse pensamento integrado, as opções de tratamento disponíveis realmente se ampliam, e a dicotomia entre Ocidente e Oriente perde o sentido. É como um leque que fica maior: passa-se a fazer uso dos mais modernos recursos da medicina, mas também das modalidades complementares com evidências científicas de segurança e eficácia.

Medicina integrativa

Princípios gerais da medicina integrativa

- Preconiza uma parceria entre o paciente e o médico no processo de cura.
- Considera todos os fatores que influenciam a manutenção da saúde e o aparecimento das doenças, inclusive o corpo, a mente e o espírito, bem como a comunidade (apoio social).
- Reconhece que a boa medicina precisa ser baseada em boa ciência, devendo ser investigativa e aberta a novos paradigmas.
- Usa métodos e terapêuticas naturais, efetivos e não invasivos sempre que possível.
- Utiliza conceitos cientificamente comprovados na promoção da saúde, na prevenção e no tratamento de doenças.
- Observa que a compaixão é sempre favorável, mesmo quando as terapias médicas não o são.
- Propõe uma abordagem transdisciplinar e transcultural comprometida com o processo de autoconhecimento e desenvolvimento.
- Treina terapeutas para serem modelos de saúde e cura, comprometidos com o processo de autoconhecimento e desenvolvimento.

Essa questão é muito importante, já que atualmente diversos pacientes fazem uso de práticas não convencionais sem avisar seu médico – sinal de que algo está faltando a elas e indício de que podem estar mais se prejudicando do que ajudando ao não receberem orientação adequada. Uma pesquisa feita nos Estados Unidos em 1993 mostrou que um em três pacientes fazia uso de alguma terapia complementar sem contar ao médico responsável pelo seu tratamento.

Segundo a definição do Consortium of Academic Health Centers for Integrative Medicine, "a medicina integrativa é a prática que reafirma a importância da relação entre médico e paciente, com foco na pessoa como um todo, embasada em evidências, e que usa todas as abordagens terapêuticas apropriadas para alcançar saúde e cura".

Andrew Weil, um dos pioneiros da medicina integrativa, explica o caminho desse conceito associando-o ao da boa medicina – segundo ele, aquela que utiliza todo tipo de terapias consagradas cientificamente, sejam oriundas da medicina convencional ou de sistemas médicos não convencionais, para prevenir e tratar doenças e promover o bem-estar do paciente. Weil ressalta também a importância dessa abordagem, mostrando que ela acontece em duas dimensões – uma que expande o rol de escolhas terapêuticas e outra que reintegra mente, corpo e espírito, num entendimento de que saúde e doença transcendem o corpo. E, novamente, preconiza que o bem-estar do paciente precisa estar em primeiro plano.

Graduado em Medicina na Universidade de Harvard e inconformado com o atendimento convencional, Weil fundou, em 1994, o centro de medicina integrativa da Universidade do Arizona, realizando pesquisas e oferecendo treinamento a médicos. A aceitação e difusão foram extremamente rápidas, inclusive no meio acadêmico: hoje, existem 44 centros de medicina integrativa nas universidades norte-americanas, justamente onde estão as melhores escolas médicas, como Harvard, Duke e Yale. Com base na relevância e no impacto do seu trabalho, Weil foi eleito pela revista *Time* uma das cem pessoas mais influentes do mundo. Em fevereiro de 2009, foi um dos especialistas a

Medicina integrativa

discursar sobre medicina integrativa no Comitê de Saúde, Educação, Trabalho e Seguridade Social do Senado Norte-Americano.

Não é difícil explicar o interesse despertado pelas propostas da medicina integrativa. Até mesmo políticos e gestores de sistemas de saúde, que administram um modelo caro, ineficiente e fragmentado, tendem a prestar atenção em uma proposta baseada na prática individualizada, mais eficaz, focada na prevenção e na saúde de cada indivíduo e da população. Mais da metade dos gastos com saúde nos Estados Unidos está relacionada com distúrbios do humor, diabetes, doenças do coração, obesidade, asma e pressão alta – todos estados de saúde que podem ser prevenidos e até controlados com mudanças no estilo de vida. Apesar das diferenças de organização, o diagnóstico do sistema norte-americano não difere do brasileiro. Também gastamos muito porque enfatizamos a doença, esquecemos da prevenção e temos dificuldade de aceitar mudanças de hábito. O paciente do sistema público brasileiro que sofre de pressão alta dificilmente receberá orientação preventiva, a respeito da importância da prática de exercícios e do controle alimentar. Provavelmente ele conviverá por anos com a doença fora de controle até chegar com um aneurisma no pronto-socorro. Passará por uma cirurgia e ficará internado – procedimento mais caro e complexo do que as medidas de prevenção que poderiam ter sido adotadas anos antes.

Mesmo assim, há uma inovação no sistema. Em maio de 2006, uma portaria do Ministério da Saúde criou a Política Nacional de Práticas Integrativas e Complementares (PIC), normatizando a oferta de tratamentos complementares no Sistema Único de Saúde (SUS). Passaram a ser oferecidos acupuntura, homeopatia, fitoterapia e termalismo. Atualmente, dados do Ministério da Saúde mostram que o SUS faz, em média, 385 mil procedimentos de acupuntura e mais de 300 mil de homeopatia por ano. Esses serviços estão disponíveis em cerca de 1.200 municípios.

Complementar ou alternativa?

Já que a medicina integrativa usa todas as terapias com comprovação científica em prol do bem-estar do paciente, seria ela uma medicina alternativa? A confusão com os termos é comum e, por isso, antes de prosseguirmos é importante fazer duas definições.

Definimos como alternativa a medicina que preconiza terapias que excluem o tratamento convencional. Por exemplo, o uso de um fitoterápico em substituição à quimioterapia para tratar um tumor. A medicina complementar por sua vez usa terapias e orientações médicas que, como o próprio nome enfatiza, são complementares ao tratamento convencional. Com base no mesmo exemplo, seria o uso da acupuntura para diminuir as náuseas provocadas pela quimioterapia. É nessa segunda definição que se enquadra a abordagem preconizada pela medicina integrativa.

O propósito é integrar. É que, juntos, médico e paciente tracem um plano de sobrevivência e busca de bem-estar e saúde, mesmo nos quadros mais graves. Para que isso seja possível, é necessário que o médico esteja apto a validar as práticas trazidas pelo paciente, estimulando o diálogo e fornecendo dados científicos embasados – abrindo espaço, inclusive, para discutir uma possível associação com o tratamento convencional. Para a medicina integrativa, as terapias que podem ser recomendadas são aquelas cuja eficácia e segurança são comprovadas, como a prática de meditação. As que podem ser aceitas são aquelas com segurança comprovada por pesquisas, mas com eficiência ainda não atestada, por exemplo sessões de shiatsu. Práticas comprovadamente perigosas e ineficazes, como a associação de alguns fitoterápicos ao tratamento convencional, devem ser desencorajadas e suspensas.

Essa abertura é muito importante para que as opções complementares sejam usadas a favor dos pacientes, que em momentos de fragilidade tendem a aderir a tratamentos sem contar aos médicos. Pesquisas mostram que boa parte dos pacientes brasileiros com câncer utiliza práticas complementares ao tratamento convencional. Os dados batem com os norte-americanos – e provavelmente com os do resto do mundo ocidental. Um trabalho feito no Centro de Medicina Integrativa do Memorial Sloan-Kettering Cancer Center, em Nova York, e publicado na revista científica *Oncologist* revelou que de 69% a 80% dos pacientes com câncer usam fitoterápicos, suplementos vitamínicos, orientações nutricionais e acupuntura, entre outros. Cerca de 70% deles não comunicaram essa prática aos médicos – inclusive porque estes nunca abordaram o tema nas consultas.

Essencialmente, a procura por essas opções está relacionada com a redução de efeitos colaterais das drogas, com a sensação de autocuidado e controle no tratamento e com a busca do aumento de bem-estar e qualidade de vida, maximizando a reação do corpo ao tratamento. Sentimentos como medo, depressão e ansiedade também são mais bem trabalhados com o auxílio de terapias complementares. Além disso, doenças antes associadas à morte hoje são vivenciadas como crônicas, mas nem por isso deixam de provocar incômodos ou limitações, fazendo que os pacientes procurem algo que os ajude a conviver melhor com seus sintomas.

Uma iniciativa interessante está em curso no Beth Israel Medical Center, em Nova York, patrocinada pela Fundação Donna Karan. Professores de ioga foram convocados para dar aulas a pacientes oncológicos, e enfermeiras estão aprendendo técnicas de relaxamento. Os pacientes estão sendo acompanhados para que seja possível avaliar se a prática de ioga reduz sintomas clássicos do câncer e da quimioterapia, como dores, náuseas e ansiedade. Experimentos e ações do tipo estão sendo adotados com sucesso, reduzindo custos em hospitais e unidades de saúde em várias partes do mundo.

No Brasil, a Universidade Federal de São Paulo (Unifesp) pesquisa há anos, com resultados bastante animadores, a influência da meditação e das técnicas de *biofeedback* em transtornos de ansiedade e distúrbios alimentares. E, num programa do qual faço parte, o Hospital Albert Einstein tem levado a medicina integrativa a pacientes que convivem com o câncer.

Mehmet Oz, professor da Universidade de Columbia, chama essas transformações de "globalização da medicina". Vivemos num mundo em que as informações são transmitidas em tempo real. O que se diz no Brasil chega na mesma hora à Índia ou ao Japão. Os serviços financeiros perderam as fronteiras, transitando de país em país. Apenas a medicina, segundo Oz, manteve-se essencialmente provinciana. Está na hora, portanto, de iniciarmos o movimento de expansão de suas fronteiras, incorporando práticas estrangeiras – como a medicina tradicional chinesa e a aiurvédica – aos parâmetros da ciência médica ocidental. Precisamos nos desvencilhar das visões maniqueístas das terapias médicas, nas quais apenas um ponto de vista está correto e é o melhor.

Trazendo a medicina a suas origens

Na história da medicina ocidental, os médicos sempre foram cuidadores. Em cada período, dispunham de mais ou menos entendimento sobre o corpo humano e tinham à mão mais ou menos ferramentas para tratar das doenças – mas eram sempre as figuras que acompanhavam a vida de uma família, conhecendo seus problemas e tentando responder a suas necessidades. Uma grande virada nessa relação aconteceu a partir do século XX, quando a ciência aplicada transformou profundamente a medicina.

Um dos marcos dessa virada ocorreu em 1920, quando Abraham Flexner, pesquisador da Universidade Johns Hopkins, insistiu nas bases científicas dos atos médicos, ajudando a criar o modelo de centro médico acadêmico baseado na tríade ensino, pesquisa e clínica. Foi o início de um desenvolvimento que, em menos de cem anos, resultou na genética e no mapeamento do DNA humano, levando a um conhecimento sofisticado dos processos bioquímicos do corpo e das bases moleculares das doenças. Especialidades e subespecialidades foram criadas, o corpo humano foi dividido em minúsculas partes – e para cada uma delas há um médico treinado para fazer o diagnóstico e prescrever medicamentos. Hoje, existem tratamentos para doenças que há um século eram incuráveis, vacinas para enfermidades que matavam ainda na infância, formas mais eficazes (e com menos efeitos colaterais) de controlar sintomas.

No entanto, a expansão do conhecimento trouxe também os custos de um sistema complexo de saúde, a burocracia de hospitais e seguradoras, a tecnologia que seduz ao trazer escaneadas, num pedaço de papel, partes do corpo que os médicos antes nem sonhavam ver com tanta clareza. O resultado foi o aumento da pressão para que os médicos atendessem cada vez mais rápido a um número crescente de pacientes.

Não houve jeito: a relação de cuidado, presente na raiz da medicina e no juramento de Hipócrates feito pelos re-

Medicina integrativa

cém-formados, acabou se modificando, seguindo por um caminho mais frio, menos pessoal, com pouco tempo para exames clínicos detalhados – e, principalmente, para ouvir o que o paciente tem a dizer. A consequência é um distanciamento nada saudável entre médico e paciente.

Essa mudança tem sido sentida também pelos médicos. Um estudo com cinquenta oncologistas feito na Universidade Federal do Ceará mostrou que 36% deles estavam com exaustão emocional. Outro trabalho, feito na Faculdade de Medicina da Universidade de São Paulo (FMUSP) com 141 profissionais das unidades básicas de saúde, identificou a síndrome do esgotamento profissional em 24% deles. A exaustão emocional moderada ou alta foi observada em 70% dos estudados, e 47,5% deles estavam extremamente decepcionados. Pesquisa realizada na Santa Casa de São Paulo com 316 profissionais, entre médicos, enfermeiros e auxiliares de enfermagem, chegou a resultados semelhantes. O fenômeno pode não ser localizado, mas indica que algumas frustrações estão ganhando peso, tornando os profissionais de saúde mais vulneráveis e pouco conectados com o exercício de sua profissão.

Não se trata, porém, de um caminho sem volta. Uma vez que se reconhece a importância do avanço científico, mas também que este, sozinho, não é suficiente para a boa prática da medicina, é possível abrir outras estradas em busca do médico que os pacientes esperam: aberto, disponível, com amplo conhecimento de sua prática e cuidador, capaz de ouvi-los e entendê-los. Para isso, precisamos ir além do entendimento de apenas "consertar" o paciente, fazendo intervenções localizadas para eliminar sintomas específicos. A proposta da boa medicina nos dias de hoje é usar ferramentas modernas e sofisticadas não somente para tratar doenças, mas para criar estratégias integradas que previnam a ocorrência de novos problemas, melhorando a saúde do paciente como um todo.

O marco inicial não seria um novo medicamento nem uma técnica cirúrgica inovadora, mas a difusão do princípio de que as escolhas que fazemos no cotidiano – o que comemos, como reagimos ao estresse, se fazemos exercícios, se temos relações sociais saudáveis, se não usamos drogas, se dormimos bem – são tão eficazes para restaurar a saúde quanto medicamentos de última geração. Muitas vezes, aliás, essas escolhas têm efeitos mais benéficos e poderosos. Com esse paradigma em mente, é possível reverter a progressão de doenças coronárias, diabetes, hipertensão, obesidade, colesterol alto, entre tantos outros problemas crônicos.

Uma pesquisa conduzida pelo professor Dean Ornish, da Universidade da Califórnia, publicada no periódico científico *Proceedings of the National Academy of Sciences*, mostrou que mudanças nos hábitos podem impedir, e até mesmo reverter, a progressão de câncer de próstata – resultado que pode ser ampliado também para câncer de mama e outros tipos de tumor. Outra pesquisa do mesmo grupo mostrou que mudanças no estilo de vida são capazes de provocar transformações genéticas em três meses – num processo que ativa os complexos de proteínas protetoras do DNA, gerando maior estabilidade genética. Ornish pesquisa os efeitos de alterações de hábito há mais de trinta anos e é um defensor da mudança no sistema de saúde.

Ciente de tudo isso, o médico interessado na boa medicina deve ouvir o paciente, conhecer sua vida e suas peculiaridades, e usar seus conhecimentos para acolher e ajudar na escolha de terapias. Estas devem englobar alterações no cotidiano, e não apenas a inclusão de um novo medicamento.

O médico precisa cuidar no sentido original da palavra – "cuidado", na etimologia latina, tem a mesma origem de "cura". Curar, portanto, é também cuidar de alguém. Deve ainda, como propõe Rachel Naomi Remen, professora de Medicina da Universidade da Califórnia, modificar a pergunta inicial cada vez que recebe um novo paciente. Em vez de "Como posso ajudá-lo?", a melhor expressão seria "Como posso servi-lo?" Ajudar, defende ela, pressupõe uma relação entre desiguais: o paciente desprotegido e despreparado diante do médico detentor do conhecimento e da cura. Servir, por outro lado, cria desde o início do contato uma relação de igualdade, na qual o conhecimento do médico é capaz de ajudar a provocar modificações permanentes na vida do paciente.

BREVE HISTÓRIA DA MEDICINA

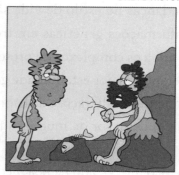

2020 a.C. – *Tome, mastigue esta raiz.*

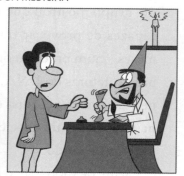

700 d.C. – *Essa raiz é coisa de pagãos. Faça esta oração.*

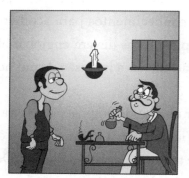

1860 – *Essa oração é apenas superstição. Beba esta poção.*

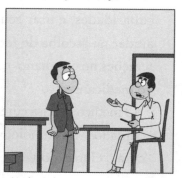

Início do século XX – *Essa poção é um veneno! Tome esta fórmula.*

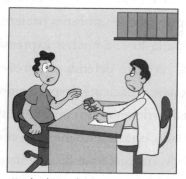

Meados do século XX – *Essa fórmula é placebo! Tome este antibiótico.*

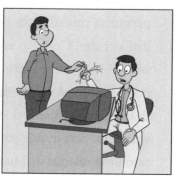

Início do século XXI – *Esse antibiótico é artificial. Tome, mastigue esta raiz.*

Medicina integrativa

O direito à cura

Todos nós já paramos para nos analisar no espelho, observar a forma do corpo, o desenho dos músculos e os movimentos que somos capazes de fazer, mas quase ninguém pensa em como tudo isso funciona para nos manter vivos e saudáveis. É difícil entender que o corpo tem uma capacidade inata de diagnóstico, organização e regeneração. Ossos quebrados se consolidam novamente, cortes são cicatrizados, vírus e bactérias, eliminados pelas células de defesa. Para o médico, essa capacidade inata é um aliado e tanto. Para o paciente, é o poder de viver melhor, em qualquer situação. Mesmo numa doença grave, cuja cura é um horizonte muito distante, é possível encontrar formas de ter um cotidiano melhor, de sentir-se mais disposto, mais equilibrado emocionalmente, mais em paz com a natureza que é o próprio corpo.

Trata-se de uma ruptura com a atitude paternalista do médico, que tem se refletido em pacientes passivos. É necessário difundir um modelo em que o paciente entenda que é ele que age, reage e se reorganiza. A medicina integrativa tem como objetivo tratar a doença de maneira rápida e agressiva quando necessário, assim como a medicina convencional o faz, mas busca sempre o corpo como aliado, potencializando, até onde for possível, a capacidade inata de nos mantermos saudáveis e reagir a doenças. O médico pode retirar a vesícula de um paciente, mas é ele, seu corpo, que se reorganiza para se recuperar e continuar em funcionamento sem ela.

Novamente, trata-se de uma mudança de paradigma. Enquanto na medicina convencional a recuperação ocorre fora do contexto mente-corpo e é vista como algo dado ao paciente pelo médico ou pelos medicamentos, numa espécie de varinha de condão especial, a medicina integrativa entende que a recuperação ocorre integrada ao contexto mente-corpo e requer a participação ativa do paciente. O objetivo é restaurar o bem-estar físico, mental e social.

Segundo a Associação Americana para Pesquisa do Câncer e o Instituto Nacional do Câncer, é possível prevenir a ocorrência de dois terços dos tumores registrados. Uma pesquisa norte-americana publicada em 2007 no *New England Journal of Medicine* mostrou que, em pacientes estáveis, angioplastias e *stents* não prolongavam a vida nem evitavam novos ataques cardíacos. Ao mesmo tempo, outro estudo que acompanhou 30 mil homens e mulheres em seis continentes, publicado na revista *Lancet*, revelou que mudanças de estilo de vida previnem pelo menos 90% de todas as doenças cardíacas – que, no Brasil, são a principal causa de morte de homens e mulheres, conforme dados do Ministério da Saúde.

O cérebro de quem passa a comer melhor, para de fumar, se exercita e atinge um equilíbrio emocional recebe mais oxigênio, e a pessoa pensa com mais clareza, tem mais energia e dorme melhor. O coração recebe mais sangue e fica mais forte, podendo começar a reverter problemas coronários. A pele também fica mais irrigada e ganha menos rugas. A circulação melhora nos órgãos sexuais, aumentando a potência – da mesma forma que remédios como Viagra e Cialis.

No entanto, mudar o estilo de vida é importante mas não basta. O caminho para viver melhor passa também por um nível mais profundo, que inclui atenção especial a sentimentos depressivos, solidão e falta de interação e apoio social. A relação desses estados emocionais com o aparecimento de doenças e morte prematura aparece em diversas pesquisas internacionais – em parte porque pessoas que se sentem assim geralmente apresentam comportamentos de risco e autodestrutivos, em parte porque se trata de uma reação comum a todos os pacientes, já que o corpo e a mente são indissociáveis.

Para os índios norte-americanos cherokees, essa divisão entre corpo, mente e espírito é totalmente incompreensível. Um dos princípios dessa cultura é a conexão entre todas as coisas – para falar de saúde mental é preciso discutir a saúde física e espiritual, assim como a saúde da família e da comunidade. Além de acreditar que todos esses elementos estão conectados, eles creem que a maior parte das doenças é física, emocional e espiritual ao mesmo tempo. Mesmo que o indivíduo consiga se reequilibrar, é preciso curar também o ambiente no qual ele vive – quem está numa família doente adoece; quem vive numa sociedade doente manifesta os sintomas daquele grupo. A separação e o individualismo são vistos, por si sós, como falta de cuidado e fonte de doenças.

A medicina integrativa busca essa reintegração e afasta o olhar do micro para enxergar o quadro inteiro. Para tanto, utiliza ferramentas simples que são capazes de nos conduzir nesse movimento – como meditação, atenção à respiração, percepção da energia, cuidado com a alimentação e foco nas nossas reações aos estímulos cotidianos. Abordaremos essas estratégias no próximo capítulo.

Para saber mais

Consortium of Academic Health Centers for Integrative Medicine
www.imconsortium.org

Arizona Center for Integrative Medicine
http://integrativemedicine.arizona.edu

The Bravewell Collaborative
www.bravewell.org

National Center for Complementary and Alternative Medicine
http://nccam.nih.gov

Anima – Medicina integrativa
http://www.medintegrativa.com.br

2. Atenção ao corpo

Autocuidado e o caminho da atenção

> Batendo em sua porta
> Chegará a hora em que, com alegria,
> você recepcionará a si mesmo quando chegar
> na sua própria porta, no seu próprio espelho,
> e ambos sorrirão ao se cumprimentarem,
> e você dirá: sente-se aqui. Coma.
> Você amará de novo o estranho que era você.
> Sirva vinho. Sirva pão. Entregue de volta seu coração.
> Tire da estante as cartas de amor,
> as fotografias, os bilhetes desesperados,
> descole sua imagem do espelho.
> Sente-se. Deleite-se com sua própria vida.
>
> Derek Walcott, *Love after love*[1]

---

1. Arriving at your own door / The time will come / when with elation, / you will greet yourself arriving / at your own door, in your own mirror, / and each will smile at the other's welcome, / and say sit here. Eat. / You will love again the stranger who was your self. / Give wine. Give bread. Give back your heart. / Take down the love letters from the bookshelf, / the photographs, the desperate notes, / peel your own image from the mirror. / Sit. Feast on your life.

O novo paradigma está proposto, e suas ramificações para pacientes, profissionais e todo o sistema de saúde começam a entrar em curso. No entanto, nenhuma ação da medicina – e, menos ainda, nenhum ato médico – será bem-sucedida sem que cada um de nós assuma a responsabilidade pela própria saúde. Isso se dá por meio de dois pontos-chave, interligados e interdependentes, além de extremamente poderosos em qualquer processo para uma vida melhor: a atenção e o autocuidado.

De nada adiantam terapias eficientes, profissionais atenciosos, tempo e recursos financeiros se a cabeça estiver distante do corpo, o corpo distante das ações e o cotidiano voltado totalmente para o mundo exterior. Se você acorda pensando nas atividades que deve realizar durante o dia, toma banho se lembrando da discussão que teve na tarde anterior, prepara o café lamentando não poder dormir mais meia hora e dirige até o trabalho imaginando reuniões, prevendo problemas, fazendo mentalmente a lista do supermercado, não vivenciou realmente nenhum dos tantos momentos que compõem o dia. Não sentiu a mente despertando, as pernas se alongando ao sair da cama, o corpo sendo alimentado. Não prestou nenhuma atenção em si mesmo. Tampouco percebeu os helicópteros passando por cima dos prédios, os outros motoristas dirigindo, o movimento e os sons da cidade.

A todo momento estamos batendo à nossa própria porta – e sendo contemplados com a possibilidade de abri-la, redescobrindo o estranho que nos tornamos para

Medicina integrativa

nós mesmos. Redescobrindo-nos e, como anuncia o poema, nos amando. Bater à nossa própria porta é o chamado para o despertar que traz consigo a lembrança de quem somos e de como chegamos onde estamos – celebrando o fato de estarmos vivos. É o chamado da atenção a nós mesmos. Sem essa atenção, não sabemos o que se passa conosco nem ao redor de nós, em todos os níveis da existência. Sentimo-nos incomodados sem identificar de onde vem o problema.

Quando nos sentamos com a coluna curvada na cadeira do escritório, não percebemos o movimento das vértebras. Quando perdemos a paciência, ficamos irritados e estressados às vezes sem nem saber por quê. Não percebemos um carinho, não somos capazes de parar para sentir um abraço. Não sabemos que alimentos nos trazem sensações boas nem quais deles não digerimos bem. Por puro desconhecimento, repetimos ações que nos fazem mal e não incorporamos ao cotidiano práticas que nos são benéficas. Não respeitamos sequer a sede ou a vontade de ir ao banheiro – tudo fica para depois.

Assim, o dia vira uma correria sem fim, um amontoado de obrigações nas quais o corpo e a cabeça são encarados como máquinas em função de tarefas que precisam ser realizadas. Cuidar-se assim é impossível. Sem saber o que está acontecendo, o que faz bem e o que faz mal, não podemos nem mesmo pensar em começar a entender a importância do autocuidado na manutenção da saúde e na promoção do bem-estar.

Imagine o paciente que passa o dia sofrendo porque sente muita dor. Ele vive em função dessa dor, compromete suas atividades por causa dela, deixa de se alimentar, de passear, de dormir as horas que necessita. Ele sente a dor em todo o corpo, sugando-lhe a energia. Porém, se ele se concentrar, por mais difícil que possa parecer, será capaz de desanuviar essa sensação, de clarear esse universo embaçado no qual está enredado. Aos poucos, conseguirá localizar a dor no corpo, entenderá de onde ela vem, como ela chega, como o atinge. Quando chegar nesse estágio, esse mesmo paciente – antes tão comprometido e vítima de tanto sofrimento – sairá de uma posição passiva, que espera que médico e medicamentos eliminem seu problema, para focar a atenção e, consequentemente, o autocuidado. Poderá entender suas reações aos tratamentos contra a dor, escolhendo os que funcionam mais, os que trazem mais benefícios. Finalmente, colocará em prática a capacidade de organizar a própria saúde.

Não estamos falando de uma atenção neurótica e obsessiva, mas de uma que nos conduza a um cuidado constante com nossa vida e nosso corpo. Imagine que, após alguns dias de trabalho, você começa a sentir uma leve dor de cabeça. Não presta atenção nela, com o tempo acaba se acostumando. Até que um dia ela fica mais forte, você passa na farmácia, compra uma cartela de analgésicos e toma um – guardando o resto para quando a dor aparecer de novo. E ela aparece, dia após dia, até que em certo momento se

Medicina integrativa

transforma em crises periódicas de enxaqueca, que aquele analgésico não é mais capaz de aplacar.

O paciente atento, preparado para o autocuidado, percebe que, pouco antes de essa dor aparecer, surgem sinais no corpo – os músculos ficam mais tensos, a visão, um pouco turva. Ligado nesses indícios, ele procura fazer uma massagem, tenta respirar melhor e relaxar. Percebe que, quando toma um banho quente logo que chega em casa, esquecendo os problemas do dia, a dor diminui. Assim, a pessoa atenta vai percebendo as alterações em seu corpo, identificando o que faz bem ou não e se cuidando com constância.

Gravemente doentes ou não, é nosso dever manter a atenção e abrir a porta para amarmos novamente o estranho que somos para nós mesmos, servindo um banquete à própria vida. Devemos nos esforçar para parar de agir no piloto automático, como robôs ou animais treinados que somente repetem gestos aprendidos. Precisamos focar a atenção no presente, no que acontece agora. O que já passou deixou de existir e o que virá ainda não existe – tudo que temos é o presente, e é nele que menos vivemos.

Quando conseguirmos mudar nossa maneira de entender e agir, estaremos finalmente com a atenção centrada em nós mesmos – em nosso corpo, em nossa mente, em nossas sensações, em nossas reações a tantos estímulos a que somos submetidos. E, armados com essas ferramentas, poderemos então iniciar um processo contínuo de autocuidado, valorizando as ações, terapias e atitudes que nos fazem bem, ajudam nosso organismo e mantêm nossa saúde.

Da mesma maneira, podemos começar a eliminar as práticas e ações negativas, que não acrescentam nada à busca de uma existência feliz. O intuito deste capítulo é mostrar a importância de dois aspectos que são básicos e essenciais à nossa vida, mas passam despercebidos para a maioria de nós: a respiração e a energia. Depois de abordarmos esses pontos, ensinaremos técnicas simples que podem ser adotadas por qualquer pessoa, em poucos minutos do dia. Talvez elas exijam algum esforço no começo, mas os resultados valem a pena.

Respirando e relaxando – a reação de relaxamento

Ao nascermos, nosso primeiro choro nos garante a primeira respiração fora do útero. É quando tudo começa, num sistema inerente à vida e fonte primordial de energia. Pare um segundo e inspire profundamente; depois expire, soltando o ar devagar, sem pressa. Sentiu a diferença? Respirar é a primeira fonte de contato com nós mesmos, de ligação com o corpo e com o momento presente – é a ferramenta primordial do autocuidado. É também uma das maiores funções do corpo, influenciando todas as outras funções. Consequentemente, o modo como respiramos afeta a maneira como pensamos e como nos sentimos.

Medicina integrativa

Mesmo assim, a maioria de nós nunca recebeu instruções sobre respiração e sobre como transformá-la em um harmonizador de corpo e mente. Observe um bebê respirando e veja como ele movimenta o abdome: lentamente, ele sobe com a inspiração e relaxa com a expiração. Agora, olhe ao redor e veja como a maioria das pessoas respira, elevando o peito, travadas. Esse tipo de respiração tensiona os pulmões, que precisam trabalhar mais rapidamente para garantir a quantidade adequada de ar, e sobrecarrega o coração, que fica forçado a acelerar os batimentos para garantir sangue suficiente para o transporte do oxigênio. O resultado é um círculo vicioso, no qual o estresse gera uma respiração superficial, que resulta em mais estresse.

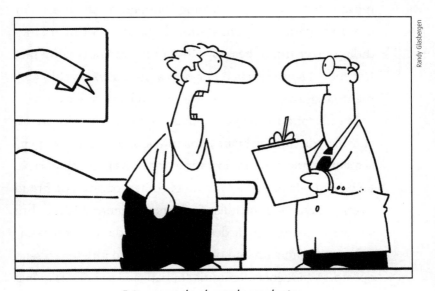

Estou aprendendo a relaxar, doutor –
mas eu quero relaxar mais e melhor!
Eu quero chegar logo ao ponto máximo do relaxamento!

Respirar é mais do que inspirar oxigênio, mais do que uma atividade involuntária e mecânica do organismo. O ato de respirar tem relação direta com os fluxos de energia do organismo, e sua qualidade se modifica de acordo com nosso estado emocional. Já reparou que quando você está muito ansioso sua respiração fica mais curta e rápida? E quando faz muita força ou está com medo quase para de respirar? Quando estamos calmos e tranquilos, nossa respiração é lenta, profunda. Equilibrar a respiração é equilibrar a nós mesmos – é como se a respiração fosse a ponte entre corpo e espírito, o externo e o interno, músculos e emoções. Embora a medicina convencional não leve em conta a respiração, ela é a base de inúmeras terapias complementares, de conhecimentos filosóficos milenares e até mesmo de tratamentos psicológicos comportamentais. Por exemplo, para cessar um ataque de pânico, a primeira medida é fazer que a pessoa volte a respirar normalmente, trazendo a consciência da presença do seu corpo e do momento seguro que se apresenta entre o inspirar e expirar.

Na filosofia indiana ou chinesa, a respiração sempre foi considerada essencial para a manutenção da saúde. No pensamento ocidental, um dos primeiros a fazer essa associação foi o psiquiatra Carl Gustav Jung, contemporâneo de Freud e responsável pela formulação do inconsciente coletivo. Em sua teoria, o processo de desenvolvimento da consciência envolve o reconhecimento de tendências que refletem o sexo oposto. A tendência feminina foi batizada por ele de *anima* – que, em latim, significa "alma" ou "respiração". A tendência masculina seria o *animus* – termo latino para "mente".

Medicina integrativa

Segundo Jung, a respiração está ligada a sentimentos de cuidado e ternura. Ter consciência da respiração significa aceitar o corpo, explorando-o e cuidando dele. O psiquiatra percebeu o que muitos orientais já sabiam: respirar afeta nosso estado psicológico e fisiológico. É um recurso básico para sermos saudáveis e equilibrados. O que precisamos é reconhecê-lo e aprender a usá-lo.

Mas para isso é preciso mais do que respirar, é necessário relaxar. Quando estamos em estado de atenção, relaxados, apenas observando sem julgamento o que se passa em nossa mente, diminuímos a expressão do sistema nervoso simpático, a área do cérebro responsável pela reação do organismo ao estresse. É um estado necessário à boa saúde, pois permite que corpo e mente descansem e se recuperem de situações estressantes. A frequencia cardíaca diminui, a pressão sanguínea se equilibra e os músculos relaxam. Pelo mesmo princípio, uma respiração curta, restrita, interfere negativamente no sistema de cura do organismo e na disposição geral de cada um de nós – as operações do cérebro e do sistema nervoso dependem da troca de oxigênio e dióxido de carbono, assim como os sistemas cardíaco e circulatório e todos os órgãos do corpo.

Pesquisa do Osher Center for Integrative Medicine Clinic, da Universidade da Califórnia em São Francisco, conduzida por Wolf E. Mehling, mostrou que a respiração adequada aliviou sintomas de dor nas costas em pacientes entre 20 e 70 anos. Mehling foi um dos primeiros médicos a estudar cientificamente o efeito das práticas respiratórias em pacientes.

Exercícios de relaxamento podem auxiliar na administração da dor e na diminuição da fadiga, além de melhorar a qualidade do sono e promover bem-estar. Você pode tentar vários métodos para relaxar, mas, como os sintomas de estresse variam de indivíduo para indivíduo, o método de relaxamento que funciona para você pode não ser bom para outra pessoa. A seguir, darei orientações básicas para que você respire mais e melhor.

Só por um dia: atenção à respiração

Agora que você já sabe da importância da respiração e da reação de relaxamento, poderá reservar alguns minutos diários para prestar atenção à sua respiração, adotando exercícios simples que proponho a seguir – esclareço que as orientações são apenas sugestões entre várias opções possíveis de relaxamento, e cada pessoa, com o tempo, encontrará as que mais lhe agradam. Em primeiro lugar, pare para se observar: você sabe como respira? Qual a qualidade da sua respiração? Consegue identificar o ritmo com que inspira e expira o ar? Que movimentos ocorrem no seu corpo ao fazer isso? O que acontece no abdome? No fundo da pelve? Na região lombossacral? Na região dorsal? Nos ombros e nos braços? Como está sua cabeça e, por fim, como o seu corpo inteiro respira?

Se você for como a maioria das pessoas, que respira elevando o peito, procure mudar para uma respiração mais

Medicina integrativa

abdominal. Se você está tendo dificuldades, tente inalar pelo nariz e exalar pela boca. Observe seu estômago subindo toda vez que você inspira e descendo quando você expira. Se isso for muito difícil, coloque a mão sobre o abdome e acompanhe o movimento que ele faz quando você respira. Lembre-se de que é impossível respirar de maneira diafragmática ou abdominal mantendo tensa essa região. A seguir, indico pequenos exercícios, que podem ser feitos conforme a disposição de cada um.

1. Conte de maneira bem lenta, para si mesmo, de dez a zero. Um número para cada expiração. Na primeira respiração abdominal diga "Dez", na segunda "Nove", e assim por diante. Se você começar a se sentir um pouco tonto ou confuso, conte mais devagar. Quando chegar a zero, veja como se sente. Se estiver se sentindo melhor, ótimo. Se não, repita o exercício.

2. Enquanto inspira, conte bem devagar até quatro; enquanto expira, conte novamente de quatro até um. Enquanto inspira, diga a si mesmo: "Um, dois, três, quatro"; enquanto expira, diga: "Quatro, três, dois, um". Faça isso várias vezes.

3. Quando inspirar, conte mentalmente até quatro; segure a respiração contando mentalmente até sete, depois expire longamente contando até oito. Repita a sequência várias vezes. Este é um excelente exercício para diminuir a ansiedade e a hipertensão arterial de fundo emocional.

Esses três exercícios podem ser feitos quando você estiver parado no trânsito, esperando uma ligação importante, na sala de espera do médico, quando alguém diz algo que o incomoda, no sinal vermelho no trânsito, antes de uma reunião, quando você estiver sobrecarregado com as tarefas diárias, em alguma fila que não anda, durante um momento de dor e até mesmo na cadeira do dentista. Para quem está tão imerso no dia a dia, não é fácil encontrar um espaço na agenda, mas seus resultados valem um mínimo esforço. Há três maneiras de facilitar a prática desses exercícios de relaxamento.

1. A primeira delas é começar – se comprometer a praticar é sempre o primeiro desafio. Para isso, recomendo às pessoas que comecem a prática de relaxamento contando as respirações.

2. O segundo ponto importante é focar a atenção no presente – observar o momento é uma das tarefas mais difíceis desses exercícios. Explico melhor: o senso comum diz que devemos manter a mente limpa de pensamentos e tentar não pensar. Mas não é bem assim. Aceite seus pensamentos e sensações e encontre um lugar para eles, voltando a atenção para a respiração e o momento presente. Escrever seus pensamentos em um diário durante a prática ou ouvir uma música relaxante com sons da natureza também podem ajudar.

3. A terceira recomendação importante é encontrar tempo. Pensamentos intempestivos podem não somente atrapalhar sua prática como impedir que você encontre tempo

necessário para ela. Se você não praticar logo pela manhã, antes de ser pego pelas atividades diárias, provavelmente não encontrará tempo ao longo do dia. Lembre-se de que foco e disciplina fazem parte da prática. Tenha cuidado quando pensamentos como "Depois eu faço" aparecem em sua mente – se você não tiver tempo suficiente, encaixe a prática entre uma atividade e outra. Não é fácil, mas procure tentar e observar se os resultados são interessantes para você.

E essa tal de energia?

Antes de abordar o tema da energia e explicar como ela é importante para a manutenção da saúde e do bem-estar, é preciso esclarecer o seguinte: ao falar de energia, não estou me referindo a nenhuma esfera de outro mundo, a nenhum conceito transcendental e menos ainda a filosofias esotéricas de qualquer tipo. Quando falo de energia, estou simplesmente mencionando uma reação básica e vital do organismo, presente em todos os momentos, do início ao fim da vida.

Convivemos com a energia mais do que imaginamos. Quando dizemos que estamos sem energia para nos referir a uma sensação de cansaço e fadiga, não estamos apenas usando uma figura de linguagem – sem ter conhecimento teórico sobre o tema, descrevemos instintivamente um processo de esgotamento das forças que colocam todos os sistemas do organismo em funcionamento. Quando dizemos que estamos com a energia baixa, é isso mesmo que está acontecendo.

E, por mais distante que essa constatação possa parecer da medicina convencional, esse conhecimento está disponível em qualquer livro básico de fisiologia humana – estudantes de primeiro ano do curso de medicina aprendem, nas primeiras aulas, como ocorrem as reações químicas por meio das quais o corpo produz energia para manter a temperatura adequada, para continuar com a atividade neurológica ativa, para fazer os músculos funcionarem, para garantir que o coração continue batendo e bombeando sangue para todo o corpo. Essa energia, longe de ser uma força sutil, é uma corrente de ondas que são constantemente medidas e observadas pelos médicos nos mais rotineiros exames: o eletrocardiograma e a ressonância magnética, por exemplo, medem nada mais do que a energia presente no corpo. Estimulações elétricas são usadas para tratar alguns tipos de dor. Campos eletromagnéticos pulsantes são capazes de auxiliar a consolidação de fraturas, e ondas sonoras fazem parte do tratamento de pedras no rim. Sem contar que o exame que atesta a morte cerebral constata o fim da energia produzida no cérebro.

Dependemos da energia para viver e, tanto quanto qualquer outra pessoa, somos capazes de senti-la – aliás, ninguém melhor do que nós para saber se estamos com a energia em alta ou não. Portanto, nada mais distante da realidade do que esse conceito de energia propagado por muitos falsos gurus e aproveitadores de plantão, que se dizem os únicos capazes de sentir e manipular tal força.

Esse processo, mais bioquímico e natural do que se imagina, ocorre nas mitocôndrias, estruturas celulares que dependem de oxigênio e glicose – duas substâncias primordiais à vida vindas da respiração e da alimentação – para trabalhar. Portanto, para ter energia precisamos respirar bem e nos alimentar bem. Por isso pessoas desnutridas e famintas têm mais dificuldade de ativar seus processos inatos de cura.

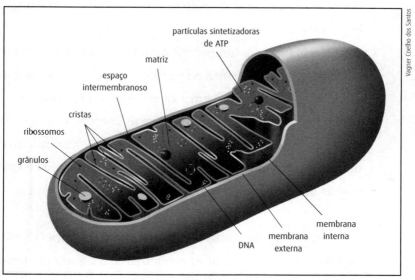

Estrutura simplificada da mitocôndria

Porém, uma dieta adequada não significa apenas uma alimentação que forneça quantidade suficiente de calorias, mas também que permita a ingestão de todos os nutrientes necessários para a eficiência do metabolismo sem qualquer excesso que promova doença – e há muitas informações desencontradas sobre qual seria a melhor dieta. No próximo capítulo, abordarei mais detalhadamente a relação entre autocuidado, nutrição e saúde.

Voltando à energia, não é por acaso que desde a antiguidade pacientes convalescentes eram enviados a um lugar específico para descansar e recuperar a energia. Dormindo tranquilamente, comendo de maneira adequada, respirando bem, longe do estresse, eles conseguiam reestabelecer seu equilíbrio, colocando os sistemas circulatório, respiratório, endocrinológico e neurológico em equilíbrio outra vez.

Quando fazemos um passeio agradável, realizamos uma atividade física prazerosa ou namoramos, dedicamo-nos a atividades que nos obrigam a respirar melhor e, portanto, ajudamos o organismo a produzir mais energia. Outra vez, o poder de nos restabelecermos não está nos curandeiros nem nos terapeutas mágicos, mas em nós mesmos e em nossas ações. Os outros podem apenas nos ajudar e nos orientar.

A depressão, que aparece hoje como a principal causa de afastamento do trabalho, nada mais é do que a contenção de energia. Para combatê-la, o primeiro passo na medicina convencional é prescrever medicamentos antidepressivos, que atuam estimulando os neurotransmissores cerebrais – como a serotonina, responsável pela sensação de prazer e bem-estar. O que esses medicamentos fazem é potencializar o fluxo adequado de energia.

Diante de tudo isso, por que a energia não é acolhida no processo terapêutico médico convencional? Infelizmente, apesar da evolução nos exames que medem todo o processo energético do organismo, os médicos tendem a ignorar o tema e a reagir diante do termo "energia" com desconfiança e incredulidade.

Quando o paciente chega ao consultório com hérnia de disco, o médico pede um exame e enxerga a compressão do nervo. Mas ele não faz a relação entre essa compressão, a inflamação que ocorre no local, a dor do paciente e a condução de energia na coluna vertebral. Ele tem dificuldade de entender que as raízes nervosas da coluna vertebral, comprimidas pela hérnia, conduzem muita eletricidade – e que essa interrupção no processo afeta todo o sistema energético da pessoa. O profissional da saúde é capaz de ler o exame de ressonância magnética e interpretar os tecidos por meio de seu padrão elétrico, que mede a eletricidade dos tecidos, mas não leva em conta a energia que circula no organismo.

Assim como o cérebro é o grande produtor de energia, a coluna é a grande distribuidora de energia. Isso é esotérico? Absolutamente não. É somente uma constatação e um reconhecimento dos campos energéticos que produzimos, como se fôssemos uma central de energia imersa num grande ambiente energético que é o planeta – ou não é verdade que ondas do mar, ventos e a própria luz solar produzem energia? Infelizmente não damos atenção a esses fatos, tão essenciais para a nossa vida.

Quando um paciente que convive com o câncer relata sentir menos os efeitos colaterais da quimioterapia após se submeter a uma sessão de reiki[2], não posso ignorá-lo. Posso não ter detalhes de todo o complexo processo ligado a essa melhora, mas acredito em seu relato e o acolho, em vez de simplesmente, como muitos médicos fazem, dizer: "Esqueça essa bobagem".

Carlos, um de meus pacientes que convivem com um tumor, começou, por indicação minha, a fazer sessões de reiki e ioga. Para ele, aos 75 anos de idade e há cinco anos lutando contra o câncer, foi uma nova abertura de tratamento. Minha intenção era relaxá-lo, fazê-lo respirar melhor e entrar em contato com o próprio corpo e as emoções. Após relutar no começo – ele não conhecia as terapias complementares e duvidava de sua eficácia –, um dia ele me disse: "Não sei explicar o que acontece e eu não acreditava que aconteceria, mas depois que terminei a sessão senti um imenso bem-estar. Eu me senti feliz". Convivendo com o tumor e se submetendo a sessões de quimioterapia, Carlos leva uma vida normal: trabalha, viaja, procura se distrair e está aprendendo, aos poucos, a obter todos os benefícios possíveis de uma boa respiração e do equilíbrio energético.

Pela minha experiência na saúde, sinto que pacientes intuitivamente buscam terapias ou mesmo práticas diárias que os façam se sentir melhor – em boa parte dos casos, oriundas das medicinas tradicionais orientais, que pregam

---

2. Terapia oriental que busca o equilíbrio de energia, tanto a distância como em contato com o paciente, por meio da imposição das mãos.

Medicina integrativa

uma melhoria na postura e na respiração, como a ioga e a meditação. Essas práticas carregam um saber que leva em conta o sistema energético do corpo – chamado de *qi* pelos chineses, *ki* pelos japoneses e *prana* pelos hindus. Segundo essas tradições filosóficas e médicas, a doença é também manifestação de desequilíbrios energéticos. A cura é a restauração do equilíbrio.

Trata-se de um ponto de vista bastante diferente do pragmatismo da medicina ocidental, que tende a entender o corpo como uma máquina, cujas peças são analisadas separadamente. Ainda assim, há pesquisas científicas em instituições norte-americanas e médicos dispostos a entender melhor esse funcionamento energético para aplicá-lo em benefício de seus pacientes. Segundo pesquisa de Melinda Connor, Gary Schwartz e Genevieve Tau, do Laboratory for Advances in Consciousness and Health, da Universidade do Arizona, há aproximadamente um milhão de pessoas em contato com a prática de autocuidado focada em energia nos Estados Unidos. Um modelo de pesquisa desenvolvido pelo laboratório tem ajudado a medir o efeito da terapia. Ele une o levantamento quantitativo, tradicional na pesquisa médica ocidental, à análise qualitativa, bastante comum nos estudos das ciências humanas, mas pouco desenvolvido nas áreas biológicas. Outra instituição que há anos pesquisa cientificamente aplicações terapêuticas da energia é a International Society for the Study of Subtle Energies and Energy Medicine, organização multidisciplinar sediada no Colorado. Acredito que, para que médicos comecem a perceber a relação da energia com a saúde e o estado emocional dos seus pacientes, mais estudos como esses, com metodologias rigorosas e científicas, e mais modelos novos de pesquisa precisarão ser desenvolvidos. Felizmente, isso já está acontecendo.

Só por um dia: atenção ao corpo

Para finalizar este capítulo, indico outra prática, desta vez voltada para a consciência corporal. Novamente, é apenas uma entre as várias práticas corporais existentes – indico esta em particular por ser aquela que costumo recomendar aos meus pacientes. O objetivo é fazer que você se torne consciente do seu corpo inteiro, da cabeça aos pés – uma sensação que pode parecer banal, mas que muitas pessoas passam a vida sem experimentar, lidando com o corpo de maneira automática, como se ele estivesse separado da mente que pensa e raciocina.

- O primeiro passo é focar a atenção: experimente sentir o peso do corpo no colchonete, na cama, nas almofadas ou no chão. Cultive a percepção do corpo inteiro, do peso, da temperatura e das sensações.
- Em seguida, torne-se consciente da respiração. Experimente-a entrando e saindo do corpo. Sinta o tórax e a barriga subindo e descendo enquanto ela acontece. Talvez você note que outras partes do corpo também se mexem com a respiração, como as costas, os ombros, os braços e as pernas.

Medicina integrativa

- Você pode usar a respiração em conjunto com movimentos curtos para sentir e relaxar todo o corpo. Utilize-a também para manter a consciência em cada região do corpo, inspirando quando se der qualquer tensão, desconforto ou dor. Encare a expiração como uma maneira de se sentir solto. Leve sua atenção para cada parte do corpo, deixando a consciência em repouso, em cada parte, durante algum tempo. Você pode começar com as mãos e percorrer o corpo vagarosamente, chegando até os pés.

- Enquanto se torna consciente de cada parte do seu corpo, tente aceitar qualquer sensação que esteja presente. Algumas regiões podem estar relaxadas, mornas e confortáveis; outras, tensas, desconfortáveis ou doloridas; outras ainda podem estar inertes, entorpecidas. A prática apenas visa aceitar quaisquer sensações como elas são. Se forem prazerosas, aceite-as sem tentar retê-las. Se forem doloridas, aceite-as sem tentar afastá-las. Respire dentro de cada sensação, relaxando a área ao redor.

A seguir, listo 21 dicas para o cultivo da atenção plena. Elas foram sugeridas pelo educador norte-americano Saki Santorelli, do Center for Mindfulness in Medicine, Health Care, and Society, da Universidade de Massachusetts (*mindfulness*, em inglês, é a capacidade de estar presente, mantendo intencionalmente a atenção no que está ocorrendo em nossa vida). Cada prática é uma aplicação da atenção plena em nossa vida diária. Elas são curtas e simples, mas têm o poder de melhorar muito a qualidade de vida pessoal, profissional e familiar. São sugestões para serem exploradas. Você precisará adaptá-las à sua situação e ao seu temperamento. No exemplo abaixo, Santorelli supôs uma pessoa em um típico dia de trabalho. Porém, não é difícil pensar em outra situação. Mantenha uma atitude de investigação e exploração a respeito da lista que você pratica. Veja o que funciona e tente manter a prática viva.

1. De manhã, use de 5 a 45 minutos para ficar quieto e meditar. Passe esse tempo na postura escolhida e esteja consigo mesmo. Você poderá olhar pela janela, escutar os sons da natureza e da cidade ou caminhar devagar e em silêncio num lugar tranquilo.

2. Enquanto o motor do carro esquenta, passe um minuto tomando consciência da sua respiração.

3. Ao dirigir, torne-se consciente da tensão corporal. Por exemplo, observe a tendência de segurar o volante com as mãos contraídas, a tendência de os ombros subirem em direção às orelhas ou de você contrair os músculos da barriga. Essa tensão o ajuda a dirigir melhor? Como você se sente quando dirige relaxado?

4. Em vez de ligar o rádio, concentre-se nos sons associados ao processo de dirigir e ao caminho.

5. Se você dirige numa estrada, experimente seguir pela pista da direita, numa velocidade dez quilômetros por hora inferior ao limite permitido.

Medicina integrativa

6. Enquanto está parado no farol ou no pedágio, observe sua respiração e preste atenção no céu, nas árvores e na sua mente.

7. Assim que chegar ao trabalho e estacionar o carro, pare por um momento para se orientar quanto ao seu dia. Use o percurso do estacionamento para entrar, intencionalmente, em seu dia de trabalho. Fique consciente de onde você está e para onde vai.

8. No trabalho, quando estiver sentado, anote as sensações físicas, novamente tentando relaxar e diminuir qualquer tensão em excesso.

9. Use o tempo de descanso para realmente relaxar em vez de apenas parar (dar uma pausa). Em vez de tomar café, ler ou fumar, passe alguns minutos caminhando ou sente-se quieto em algum lugar, para se renovar.

10. Na hora do almoço, não fique no espaço onde trabalha. Mude de ambiente.

11. Se houver uma porta na sua sala, feche-a e intencionalmente relaxe por um período.

12. Durante o dia, pare de um a três minutos a cada hora. Torne-se consciente da respiração e das sensações físicas, acalmando a mente. Utilize esses períodos para se recolher.

13. Use aquelas coisas que acontecem frequentemente – o telefone tocando ou alguém chegando para perguntar algo – como lembretes para voltar para o seu "centro", ou seja, sua respiração.

14. Escolha momentos durante o dia – como o horário de almoço – para conversar com seus colegas. Use essa oportunidade para falar sobre algum assunto não relacionado com o trabalho.

15. Almoce em silêncio uma ou duas vezes por semana. Use esse período para comer devagar e apenas estar consigo mesmo.

16. No final do dia, tente rever as atividades do dia inteiro e reconheça seu valor por tudo que você fez. Prepare-se para o amanhã.

17. Quando estiver voltando para o carro, preste atenção no ambiente. Torne-se consciente de você mesmo e respire, percebendo o ar no nariz e no corpo. O que aconteceria se você ficasse mais aberto às condições climáticas e às sensações físicas em vez de resistir a elas? Escute os sons ao seu redor. Você consegue caminhar sem pressa? O que aconteceria se caminhasse mais devagar?

18. Ao final do dia, quando estiver no carro e o motor estiver esquentando, sente-se quieto e, com consciência, faça a transição entre o final do trabalho e a volta para casa. Fique assim por um momento e simplesmente exista. Aproveite o momento. Como a maioria das pessoas, se você tiver família, estará indo para o seu próximo período de trabalho intenso!

19. Quando estiver dirigindo, observe se está com pressa. Como está se sentindo? O que você poderia fazer a esse respeito? Claro, você tem escolha.

Medicina integrativa

20. Quando estacionar o carro em sua casa, tire um minuto para se orientar, consciente de que está chegando em casa e de que vai participar da vida em família ao entrar nela.

21. Tente trocar de roupa e vestir algo que você relaciona com seu lar. Esse ato simples pode ajudar na transição. Procure encontrar todos os membros da família ou as pessoas que moram com você. Olhe nos olhos delas. Tente passar de cinco a dez minutos em silêncio. Se você mora sozinho, experimente a sensação de entrar no espaço quieto do seu lar, de entrar em seu meio, em seu refúgio.

Para saber mais

The International Society for the Study of Subtle Energies and Energy Medicine
www.issseem.org

Laboratory for Advances in Consciousness and Health – The University of Arizona
www.lach.web.arizona.edu

Center for Mindfulness in Medicine, Health Care, and Society – University of Massachusetts Medical School
www.umassmed.edu/cfm/index.aspx

The Centre for Mindfulness Research and Practice – Bangor University
http://www.bangor.ac.uk/mindfulness

3. Atenção à alimentação

As dez mais da dieta saudável

No capítulo anterior, tratei dos dois primeiros passos que toda pessoa precisa dar no caminho para uma vida melhor: a atenção e o autocuidado. Inseparáveis, essas duas palavras representam a essência da relação que devemos manter com nós mesmos e são o ponto de partida para a respiração harmoniosa, o relaxamento profundo e a energia plena e constante. Em resumo, para nos sentirmos mais inteiros, tranquilos e dispostos.

Neste ponto do livro, em que tratarei da alimentação – esmiuçando, com base em pesquisas científicas, a associação entre nutrição, câncer, aditivos químicos e produtos orgânicos –, a compreensão da importância da atenção e do autocuidado se torna imprescindível. Só faz sentido falar de alimentos saudáveis, nutrientes, vitaminas, modo de preparo e escolha do que colocar no prato quando entendemos que tudo isso é manifestação do autocuidado.

Precisamos entender que a alimentação se baseia em escolhas feitas por nós mesmos. O objetivo aqui não é ditar regras que devem ser seguidas automaticamente – para isso, há dezenas de livros com receitas prontas que prometem resultados milagrosos. A intenção é esclarecer como se dá uma alimentação saudável e que fatores devem ser levados em conta nas escolhas nutricionais que fazemos diariamente.

Da mesma forma que a maneira como respiramos define como nos sentimos, tudo que comemos passa a fazer parte do que somos, literalmente. Talvez você nunca tenha pensado nisso, mas as células do nosso corpo estão em constante renovação – na pele, nos ossos, nos cabelos, nas unhas, em cada órgão e no sangue há células nascendo e morrendo a todo momento. A fonte dessa renovação é justamente a alimentação que temos: a matéria-prima para formar o corpo vem das células daquilo que ingerimos.

Todas as substâncias presentes em um hambúrguer comprado em uma lanchonete passarão a integrar definitivamente as células de quem o ingere; o mesmo se dá com as substâncias que formam o corante artificial ou conservante presente em produtos industrializados. Nesse processo, no período de alguns anos todas as células do corpo se renovam – e passamos a ser formados com base naquilo que ingerimos nesse intervalo de tempo. Seguindo tal raciocínio, é curioso pensar que nos dias de hoje, num mundo sem fronteiras – inclusive alimentares –, nosso corpo não tem mais nacionalidade. Come-se carne de gado cria-

Medicina integrativa

do no Brasil com queijo importado da França, milho norte-americano, batata cultivada na Bolívia e azeite de oliva feito em Portugal. Bebe-se vinho da Argentina, cozinha-se macarrão italiano, toma-se suco de uvas chilenas e de laranjas californianas. O corpo se torna, então, expressão de todos esses lugares.

Temos à nossa disposição uma variedade riquíssima de alimentos, mas acabamos nos restringindo, em nossa alimentação cotidiana, a meia dúzia deles, em geral os processados industrialmente, de preparo rápido e simples. Comemos com pressa, do jeito mais fácil e mais para matar a fome do que para nos alimentarmos. Pensamos no máximo nas calorias que estamos ingerindo – quase nunca nos nutrientes de que o corpo precisa e que poderiam ser obtidos pelo consumo de determinados alimentos.

Embora todo produto comercializado tenha obrigatoriamente rótulos com informações nutricionais, pouco se olha para aquela tabela com letras e números pequenos – novamente, no máximo para ver o número de calorias por porção. Além disso, praticamente ignoramos que cada fruta, legume, verdura, semente e cereal tem nutrientes com efeitos específicos no corpo: há os calmantes, os anti-inflamatórios, os fortificantes e os que ajudam a fortalecer as defesas, entre outros. Do mesmo modo, há os que dificultam a digestão, provocam dependência (como a cafeína e o açúcar), atrapalham o sono e estão relacionados com o surgimento de doenças e distúrbios.

Portanto, a atenção e o autocuidado aparecem novamente como ponto de partida para qualquer pessoa interessada em se alimentar melhor. Sem atenção ao que o corpo pede e à maneira como ele reage ao que comemos, não poderemos desenvolver o autocuidado alimentar necessário, que se traduz na escolha consciente de hábitos alimentares. Uma vez entendidas essas premissas, é possível apontar diretrizes básicas primordiais para um corpo saudável, que atuarão na prevenção e no controle de doenças crônicas e estados emocionais. Mais do que intuitivas, são recomendações embasadas em pesquisas realizadas ao longo de décadas por médicos de diversas instituições.

Já sabemos que o risco de enfermidades é minimizado com a ingestão de oito a dez porções de frutas e legumes ao longo do dia (cada porção equivale ao volume de uma bola de tênis) – pesquisas associam a adoção de uma dieta variada com a boa saúde. Essa é, sem dúvida, a melhor maneira de obter todas as vitaminas, sais minerais e micronutrientes de que o corpo necessita diariamente. Não é preciso conhecer em detalhe as propriedades nutricionais de cada fruta, legume ou verdura, nem ficar consultando guias toda vez que entrar num supermercado: tenha em mente que a cor de uma fruta ou legume está relacionada com as substâncias contidas nela. Assim, monte um prato o mais colorido possível – de preferência, com alimentos frescos e produzidos da maneira natural, sem hormônios, conservantes, aditivos, pesticidas etc., substâncias usual-

Medicina integrativa

mente relacionadas com dor de cabeça, fadiga e asma, entre outros. Lembre-se sempre de incluir cereais e grãos integrais, que fornecem zinco, ácido fólico e magnésio ao organismo e são ricos em fibras, ajudando no bom funcionamento do intestino, aumentando a sensação de saciedade e estabilizando os níveis de glicose no sangue.

É bom ressaltar que as gorduras desempenham papéis importantes no organismo e devemos ingeri-las – sem elas, o corpo não conseguiria produzir hormônios, absorver algumas vitaminas (A, D, E e K) e obter ácidos graxos essenciais não produzidos pelo organismo. No entanto, procure limitar o consumo de gorduras saturadas (geralmente de origem animal e apresentadas em estado sólido, aumentando o colesterol ruim, LDL, quando ingeridas) e trans (formadas por um processo químico no qual óleos vegetais líquidos são convertidos em gordura sólida), presentes em queijo amarelo, leite integral, biscoitos, sorvete cremoso e carne vermelha. Além de altamente calóricas, elas são responsáveis pela formação de placas de gordura no sangue e pelo aumento dos níveis de colesterol e triglicérides. Dê preferência às gorduras poli-insaturada e monoinsaturada, presentes no óleo de canola, nas sementes oleaginosas, nas azeitonas, no abacate e no salmão. Aliás, salmão, atum, sardinha, truta e sementes de linhaça moídas devem ser incluídos com frequência na alimentação, por se tratar de fontes excelentes de ácidos graxos com ação anti-inflamatória, que ajudam a reduzir o risco de doenças cardíacas.

Açúcar e sal, cada um por um motivo diferente, devem ser controlados e ingeridos com bastante moderação. O consumo excessivo de açúcar está associado ao aparecimento de diabetes e inflamações, além de à obesidade. Procure consumir frutas frescas e secas e prefira o mel e o açúcar mascavo. Já o excesso de sal está relacionado com acúmulo de líquidos no organismo e hipertensão. No preparo dos alimentos, use ervas e temperos, que dão sabor sem exigir tanto acréscimo de sal. Quanto aos alimentos industrializados, dê preferência àqueles que contenham menos de 5% da dose diária recomendada de sódio. Falando em alimentos industrializados, evite os que tenham alto índice glicêmico (como batatas, arroz branco e frutas maduras), pois elevam rapidamente os níveis de açúcar no sangue e, como consequência, promovem quedas abruptas nesses níveis também, fazendo que você logo sinta fome.

Veja a seguir os detalhes da dieta anti-inflamatória.

Doces saudáveis

- Quantidade: pouco e de vez em quando.
- Escolhas saudáveis: frutas secas sem açúcar, chocolate amargo e *sorbet* de frutas.
- Motivo: o chocolate amargo tem polifenóis com ação antioxidante – escolha produtos com pelo menos 70% de cacau. O *sorbet* de frutas é mais saudável que outras sobremesas geladas.

Medicina integrativa

PIRÂMIDE ALIMENTAR ANTI-INFLAMATÓRIA INDICADA PELO DR. ANDREW WEIL

1 DOCES SAUDÁVEIS (como chocolate amargo e frutas secas): esparsamente

2 VINHO TINTO (opcional): no máximo 1 a 2 taças por dia

3 SUPLEMENTOS NUTRICIONAIS: diariamente

4 CHÁ (branco e verde): 2 a 4 xícaras por dia

5 TEMPEROS E ERVAS (como alho, gengibre, cúrcuma, canela): à vontade

6 OUTRAS FONTES DE PROTEÍNA (queijos de fermentação natural, laticínios com pouca gordura, ovos enriquecidos com ômega-3, aves sem pele, carnes magras): 1 a 2 porções por semana

7 COGUMELOS ASIÁTICOS COZIDOS OU ASSADOS: à vontade

8 ALIMENTOS INTEGRAIS À BASE DE SOJA (edamame [soja verde], grãos de soja assados, leite de soja, tofu, tempê [massa de soja]): 1 a 2 porções por dia

9 PEIXE E FRUTOS DO MAR (salmão, bacalhau, sardinhas): 2 a 6 porções por semana

10 GORDURAS SAUDÁVEIS (azeite extravirgem, óleo de canola, nozes, abacate, sementes de cânhamo e de linhaça): 5 a 7 porções por dia

11 GRÃOS INTEGRAIS (como arroz selvagem, arroz integral, quinoa, trigo-mouro): 3 a 5 porções por dia

12 MASSAS *AL DENTE* (macarrão integral, macarrão de arroz, sobá etc.): 2 a 3 porções por semana

13 LEGUMINOSAS (como feijão azuki, feijão-preto, grão-de-bico, lentilhas, ervilhas): 1 a 2 porções por dia

14 LEGUMES E HORTALIÇAS (crus e cozidos, de todas as cores, de preferência orgânicos): 4 a 5 porções por dia, no mínimo

15 FRUTAS (frescas ou congeladas, de preferência orgânicas): 3 a 4 porções por dia

Vinho tinto

- Quantidade: opcional, não mais que uma ou duas taças por dia.
- Escolha saudável: vinho tinto orgânico.
- Motivo: o vinho tinto tem propriedades antioxidantes, mas se você não ingere álcool não comece por causa disso.

Suplementos nutricionais

- Quantidade: conforme indicado por seu médico. Ingira-os diariamente.
- Escolhas saudáveis: multivitaminas e multiminerais de alta qualidade com antioxidantes como vitaminas C e D3, carotenoides mistos, selênio, coenzima Q10 e dois a três gramas de óleo de peixe purificado.
- Motivo: os suplementos ajudam a corrigir falhas na alimentação.

Chá

- Quantidade: duas a quatro xícaras por dia.
- Escolhas saudáveis: branco e verde.
- Motivo: o chá é rico em um antioxidante que reduz inflamações. Opte por chás de boa qualidade e aprenda a prepará-los de maneira que mantenham as propriedades e o sabor.

Temperos e ervas

- Quantidade: à vontade.

Medicina integrativa

- Escolhas saudáveis: cúrcuma, alho, gengibre, *curry*, canela, chili, pimenta, tomilho e alecrim.
- Motivo: os temperos geralmente têm propriedades anti-inflamatórias, devido a seus fitonutrientes. A utilização diária de temperos crus deve ser parte da rotina alimentar.

Outras fontes de proteína

- Quantidade: uma a duas vezes por semana.
- Escolhas saudáveis: queijos, iogurte desnatado, ovos enriquecidos com ômega-3, frango sem pele e carnes magras em geral.
- Motivo: tente reduzir o consumo de alimentos de origem animal. Se você come frango, prefira o orgânico e prepare-o sem a pele e gordura. Use produtos desnatados com moderação, especialmente iogurte e queijos como emental e parmesão.

Cogumelos asiáticos cozidos ou assados

- Quantidade: à vontade.
- Escolhas saudáveis: shitake e shimeji, além de cogumelos selvagens, se possível.
- Motivo: os cogumelos têm componentes que auxiliam o sistema imunológico. Nunca coma cogumelos crus.

Alimentos integrais à base de soja

- Quantidade: uma a duas porções por dia (uma porção equivale a um copo de leite de soja ou a meia xícara de grãos de soja).

- Escolhas saudáveis: grão de soja, leite de soja, tofu.
- Motivo: a soja contém isoflavonas, antioxidante que protege o organismo contra o câncer. Prefira sempre o grão inteiro da soja em vez da versão processada ou que imita carne.

Peixe e frutos do mar

- Quantidade: duas a seis porções por semana.
- Escolhas saudáveis: salmão, sardinha.
- Motivo: são peixes ricos em ômega-3, um anti-inflamatório eficaz. Se você não come peixe, procure ingerir suplementos com dois a três gramas de óleo de peixe.

Gorduras saudáveis

- Quantidade: de cinco a sete porções por dia (uma porção equivale a uma colher de chá de azeite, duas castanhas ou duas colheres de abacate).
- Escolhas saudáveis: azeite extravirgem, óleo de canola, castanhas, abacate, sementes.
- Motivo: são produtos ricos em gordura monossaturada e ômega-3, que colaboram para aumentar os índices do bom colesterol. O azeite de oliva extravirgem é rico em polifenóis com ação antioxidante.

Grãos integrais

- Quantidade: três a cinco porções por dia (cada porção equivale a meia xícara de grão cozido).
- Escolhas saudáveis: arroz integral, quinoa e aveia.

Medicina integrativa

- Motivo: os grãos integrais são digeridos mais lentamente, o que reduz os picos de açúcar no sangue que provocam inflamação. Os grãos integrais vêm inteiros ou em pedaços grandes, ao contrário das versões refinadas, que são moídas.

Massas *al dente*

- Quantidade: duas a três porções por semana (uma porção equivale a meia xícara de massa cozida).
- Escolhas saudáveis: massas orgânicas ou macarrão japonês, como udon e sobá.
- Motivo: a massa cozida *al dente* (quando está no ponto, sem ficar mole demais) tem baixo índice glicêmico, o que reduz os picos de açúcar no sangue.

Leguminosas

- Quantidade: uma a duas porções por dia.
- Escolhas saudáveis: tipos variados de feijão, ervilhas e lentilhas.
- Motivo: as leguminosas são ricas em ácido fólico, magnésio, potássio e fibras solúveis e têm baixo índice glicêmico. Coma-as bem cozidas, inteiras ou em pasta, como homus (pasta de grão-de-bico típica da culinária sírio-libanesa).

Legumes e hortaliças

- Quantidade: pelo menos quatro a cinco porções por dia (uma porção equivale a duas xícaras de alface ou meia xícara de legumes cozidos).

- Escolhas saudáveis: espinafre, repolho, brócolis, couve-flor, cenoura, cebola. Tente comer legumes e verduras de todas as cores, crus e cozidos – orgânicos sempre que possível.
- Motivo: legumes e hortaliças são ricos em carotenoides e flavonoides, que têm ação anti-inflamatória e antioxidante.

Frutas

- Quantidade: três a quatro porções por dia (uma porção equivale a um pedaço médio de melão ou melancia, uma fatia de abacaxi, uma maçã ou uma pera).
- Escolhas saudáveis: cereja, morango, pêssego, nectarina, laranja, ameixa, maçã. Ingira frutas de todas as cores e dê preferência às típicas da estação. Escolha, sempre que possível, as orgânicas.
- Motivo: as frutas são ricas em carotenoides e flavonoides.

> **Lembrete importante:** beba bastante água, de forma fracionada, ao longo do dia. Ela é fundamental para o bom funcionamento do organismo.

Por fim, estabeleça um padrão regular de alimentação; preste atenção ao tamanho das porções servidas na sua dieta diária; aprenda a distinguir fome de compulsão; coma com intervalos de três a quatro horas no máximo, definindo um padrão de cinco a seis refeições moderadas diárias – café da manhã, lanche, almoço, lanche, jantar e lanche. Além de estabelecer um padrão de saciedade, o hábito de alimentar-se a intervalos regulares mantém estáveis os níveis de glicose sanguínea e de energia.

Medicina integrativa

Monte um prato colorido e rico em nutrientes

Amarelo

O tom amarelo ou alaranjado vem do betacaroteno, ou pró-vitamina A, um pigmento fundamental para a manutenção dos tecidos e dos cabelos. O betacaroteno também beneficia a visão noturna e ajuda a quebrar gorduras. Os alimentos amarelos são ricos em vitamina C, que participa da síntese de colágeno e combate os radicais livres.

Branco

A cor branca é dada pelo pigmento flavina. A presença dessa substância indica alimentos ricos em minerais, carboidratos, vitamina B6 e outros nutrientes. Tudo isso favorece a renovação celular e protege o sistema imunológico, melhorando as defesas orgânicas. Legumes e vegetais brancos costumam ter cálcio e fósforo. Esses minerais essenciais ajudam na formação e manutenção dos dentes e na elasticidade dos músculos.

Verde

O pigmento que define a cor desse grupo de alimentos é a clorofila, potente energético celular. Segundo a medicina tradicional chinesa, comer folhas verdes aumenta a oxigenação das células e melhora o metabolismo da energia. Outro efeito da clorofila é potencializar alguns nutrientes encontrados nos vegetais, como a vitamina C.

Vermelho

O vermelho é consequência do licopeno, pigmento com ação semelhante ao betacaroteno. Normalmente aparece associado à vitamina C, formando uma dupla com efeito antioxidante que, entre outros benefícios, colabora na prevenção do câncer e do estresse.

Preto ou roxo

Alimentos nas tonalidades roxa, preta ou azulada contêm antocianina, pigmento ligado à presença da vitamina B1 – elemento essencial para a transformação dos carboidratos e outros nutrientes em energia. A falta de vitamina B1 pode levar a perda de apetite, redução do peso e anorexia (desvio de comportamento alimentar que pode até mesmo levar à morte).

Marrom

Ricos em fibras, os alimentos de cor marrom regulam o funcionamento do intestino, prevenindo problemas que vão desde a prisão de ventre até o câncer. Também ajudam a controlar o colesterol e o diabetes e melhoram a flora intestinal. As sementes oleaginosas, incluídas neste grupo, são excelentes fontes do mineral selênio e de vitamina E. Elas têm efeito antioxidante, vasodilatador, anticoagulante e combatem a fadiga.

Medicina integrativa

A verdadeira relação entre alimentação e câncer

"Faze do teu alimento o teu medicamento."

Hipócrates

Na relação de pressa, prazer e culpa que erroneamente desenvolvemos com a comida, nos esquecemos de que ela é responsável pela nossa nutrição, não podendo ser esquecida por falta de tempo nem usada como refúgio para estados emocionais. É do que comemos que recebemos os elementos que poderão tanto fazer bem ao nosso organismo quanto prejudicá-lo.

Neste tópico do livro, vamos esclarecer a relação entre alimentos e câncer – associação bastante comentada, mas cheia de mitos e informações confusas. Antes de tudo, é preciso dizer que, uma vez que o paciente fique doente, nenhum alimento sozinho será capaz de reverter seu quadro clínico nem de provocar mudanças imediatas no organismo.

Não se fica doente por comer esporadicamente hambúrguer com batatas fritas; da mesma forma, não se tem boa saúde porque vez ou outra se come uma maçã. No entanto, está comprovado que uma alimentação baseada em frutas, legumes, vegetais frescos, grãos integrais e boas fontes de proteínas e gorduras tem papel importante na prevenção dos tumores e que a adoção desse tipo de dieta reduz o desenvolvimento do câncer e fortalece o sistema imune. Porém, mais do que uma medida pontual, adotada em função de algum modismo, a mudança alimentar precisa ser incorporada como alteração de estilo de vida, presente todos os dias ao longo dos anos – conceito bem diferente do de uma dieta passageira, em que a pessoa muda a alimentação por um mês e depois volta a ingerir apenas refrigerante, salgadinhos e bolachas. Artigos publicados em revistas médicas importantes, como a *Nature*, afirmam que a quimioprevenção por intermédio de ingredientes fitoquímicos encontrados nos alimentos é uma prática acessível, aplicável e aceitável para o controle do câncer.

Todo organismo tem mecanismos de defesa naturais diante da possibilidade de que as células se tornem cancerosas e se multipliquem. É um sistema eficiente mas delicado, que pode se desarranjar por mudanças na dieta ou no ambiente, tendo efeito cumulativo. Em alguns tipos de câncer, é fácil perceber o ponto de equilíbrio: por exemplo, quanto mais uma pessoa fuma, maiores se tornam as chances de ela ter câncer de pulmão. O agente nocivo está identificado nas mais de cem substâncias tóxicas presentes no cigarro – uma vez abandonado o fumo, as chances vão diminuindo. Outros tipos de tumor, como o de cérebro, envolvem diversos fatores, num mecanismo complexo e ainda desconhecido, e a ciência estuda exatamente o que pode ajudar a preveni-lo.

Por exemplo, o aumento do consumo de vegetais crucíferos, como brócolis e espinafre, é benéfico para a prevenção de vários tipos de tumor, bem como o consumo de alimentos específicos – particularmente aqueles derivados

Medicina integrativa

do tomate. Isso se deve à ação do licopeno, encontrado também na melancia, no mamão papaia e na goiaba: o consumo habitual de molho de tomate pode ajudar a reduzir o risco de desenvolvimento ou evolução do câncer de próstata. Porém, a quantidade necessária para maximizar seus benefícios permanece desconhecida.

Brócolis, couve-flor, repolho, repolho-roxo, couve-de-bruxelas, couve-chinesa e couve-manteiga, outros alimentos eficazes na prevenção e no combate ao câncer, são ricos em sulforafane, componente que estimula a atividade das proteínas especializadas em defender nosso organismo de substâncias carcinogênicas. Outro dado interessante refere-se ao câncer de mama, o tipo de tumor que mais mata mulheres no mundo. Sabe-se que dietas com altos índices de gordura favorecem o surgimento do tumor; porém, o consumo de ácidos graxos ômega-3 pode ter efeito protetor. Polifenóis, abundante fonte de antioxidantes, são encontrados em diversas concentrações em frutas, vegetais e grãos, como a soja – a isoflavona demonstrou ser eficaz contra células tumorais em estudos feitos em laboratório, porém a reação nos seres humanos varia e os estudos não são conclusivos. Esse é mais um exemplo de dados ainda não confirmados sobre a relação entre alimentos e doenças.

Diversas outras interações entre os alimentos e o surgimento de tumores são desconhecidas – e vários tumores não têm absolutamente nada que ver com o que ingerimos. Porém, já existem elementos científicos suficientes

81

para dizer que a ingestão de carne vermelha ou carne processada pode aumentar o risco de desenvolvimento de certos tipos de câncer. Segundo estudos do American Institute for Cancer Research, grelhar, fritar ou expor carnes vermelhas e seus derivados a altas temperaturas produz substâncias carcinógenas. Esses componentes, chamados HCAs (aminas heterocíclicas), causam tumores em animais e possível aumento do risco de câncer de mama, cólon, estômago e próstata em humanos. Outras substâncias, chamadas PAHs (hidrocarbonos aromáticos policíclicos), são formadas quando a gordura das carnes pinga no carvão da churrasqueira. Com a fumaça e as labaredas, esses PAHs sobem e grudam na carne. É um pouco assustador, mas não precisamos abolir totalmente o churrasco; basta seguirmos algumas dicas para limitar a formação dessas substâncias.

O processo de marinar as carnes já reduz significativamente a produção dessas substâncias: escolha carnes magras e elimine a gordura excedente – quanto menos gordura, menor a chance de que esse líquido escorra sobre as brasas durante o cozimento. No caso de aves, é aconselhável tirar a pele. E carnes com teores muito elevados de gordura, como linguiça e costela, devem ser evitadas. Sempre que possível, corte a carne em pedaços pequenos, que precisam de menos tempo de exposição ao calor. Uma vez na churrasqueira, gire as peças de carne com garfo ou espátula antes que a gordura comece a escorrer. É interessante também cobrir a churrasqueira com uma folha de

Medicina integrativa

alumínio perfurada, não permitindo assim que a carne fique exposta diretamente às brasas. Ter à mão um borrifador de água para controlar as chamas é outra maneira de reduzir o contato das gotas com as brasas. Pesquisas recentes demonstram que grelhar a carne em temperaturas menos elevadas, girando-a constantemente, acelera o processo de cozimento e previne a formação de HCAs e PAHs, além de ser igualmente eficaz no combate às bactérias. Tente evitar o contato direto das chamas com a carne e, antes de comer o churrasco, elimine as partes queimadas. Achou tudo muito complicado?

Quando perguntamos por que algumas pessoas têm câncer e outras não, devemos lembrar que existem três fatores importantes no aparecimento da doença: idade, histórico familiar e raça. Esses três fatores não variam. Dependendo do tipo de câncer, um ou mais deles pode ter papel fundamental no aumento ou no declínio do risco de ter a doença. São elementos sobre os quais não temos nenhum controle; nascemos em determinado ano, numa família com características específicas, com uma herança genética única.

Porém, há outros dois pontos-chave no aparecimento de tumores que só dependem de nós: a dieta e o estilo de vida. Sob esse prisma, fica mais fácil entender por que vale a pena adotar certos cuidados – e a frase "Você é o que você come" não parece mais tão exagerada.

Em minha prática de medicina integrativa, costumo orientar os pacientes quanto à alimentação, mostrando-lhes dados científicos que embasam alterações nutricionais e mudanças no estilo de vida. Gradualmente, ensino-os a adotar uma dieta anti-inflamatória, rica em oxidantes, com baixo índice de açúcar e alto nível de gorduras ômega-3. Estas últimas são fundamentais no controle da inflamação e da proliferação celular.

Também peço aos pacientes que prefiram os alimentos integrais e evitem consumir produtos processados e industrializados. Oriento-os a incluir no cardápio alimentos com propriedades anticancerígenas, como gengibre, cúrcuma, frutas cítricas, alho, chá-verde e tomate. Para tipos específicos de câncer, as recomendações são especiais. A mulheres com câncer de mama, por exemplo, indico sementes de linhaça e vegetais crucíferos (brócolis, repolho, couve, couve-flor, couve-de-bruxelas).

Olhando de perto os antioxidantes

Com certeza você já ouviu a palavra "antioxidante" em programas de televisão, reportagens sobre saúde e até em comerciais de produtos vendidos como antienvelhecimento. Encarados por muitos como fontes da juventude e guerreiros na prevenção do câncer, os antioxidantes são substâncias que neutralizam os danos nas células do corpo. Presentes em frutas, vegetais, grãos integrais, leguminosas (como feijão), castanhas e sementes, eles podem ser vitaminas, fitoquímicos ou minerais.

Medicina integrativa

Para entender a importância dos antioxidantes, é preciso conhecer a química que ocorre com o oxigênio dentro das células – é uma explicação um pouco técnica, mas tentarei colocar da forma mais didática possível. Tudo começa com uma ironia: a atividade celular que nos mantém vivos também produz moléculas que destroem o oxigênio. Estas, altamente instáveis e reativas, pois seus átomos têm um número ímpar de elétrons, são chamadas de radicais livres. Para atingir a estabilidade, reagem com outras moléculas a fim de "roubar" o elétron que lhes falta. Esse processo cria uma reação em cadeia que produz mais radicais livres.

Junto com os radicais livres produzidos naturalmente quando envelhecemos, as células precisam também competir com radicais livres resultantes das fontes de risco mais comuns, como luz ultravioleta, raios X, calor, fumo, álcool e alguns poluentes atmosféricos. Em níveis normais, essas células não são prejudiciais à saúde – elas exercem uma função importante ao destruir outras células nocivas, como bactérias. Porém, em excesso, radicais livres podem provocar danos às células saudáveis do organismo. Pesquisas têm detectado excesso de radicais livres em grande número de doenças, incluindo o câncer.

Felizmente, para ajudar a equilibrar esse processo, nossa alimentação nos abastece com substâncias antioxidantes, capazes de limitar a formação de radicais livres, destruir aqueles existentes no corpo, ativar e estimular enzimas reparadoras. Muitos cientistas acreditam que um bom estoque de antioxidantes pode nos defender das mutações celulares capazes de provocar o câncer, num processo oposto ao que acontece com os radicais livres.

Apesar de ser um assunto ainda na fase de estudos, evidências apontam para essa relação. Pesquisas financiadas pelo American Institute for Cancer Research mostraram que a vitamina C (encontrada na laranja, na acerola e no brócolis) pode reduzir o risco de câncer de estômago. Já a vitamina E (presente nas amêndoas e no trigo integral) ajuda a diminuir a incidência de câncer de próstata e de cólon. O mineral selênio (encontrado em cogumelos, grãos integrais e na castanha-do-pará) pode contribuir para reduzir o risco de câncer de próstata e pulmão. Outro fitoquímico presente em uvas vermelhas, o resveratrol, pode inibir o desenvolvimento do câncer de cólon e outros tumores, além de ajudar a reparar a mutação genética. Grãos integrais contêm antioxidantes que ajudam a proteger o cólon durante o processo digestivo.

No entanto, apesar de todas essas evidências, não é a ingestão de superdoses de antioxidantes que protegerá o organismo de tumores ou outros problemas de saúde – cada vez mais as pesquisas indicam que a proteção ocorre com uma alimentação equilibrada, rica em diversos alimentos que contenham antioxidantes. O excesso de suplementos pode ser nocivo – doses exageradas de vitamina E podem causar sangramentos se ingeridas com medicação anticoagulante; suplementos de selênio em grande quantidade têm efeito tóxico; excesso de vitamina C au-

Medicina integrativa

menta os riscos de pedras nos rins e distúrbios gástricos em algumas pessoas; altas doses de betacaroteno podem suprimir os efeitos protetores de outros carotenoides.

Novamente, lembramos a importância da ingestão de vegetais, frutas, grãos integrais, leguminosas e moderadas quantias de castanhas. Estudos mostram que, com apenas algumas semanas de uma dieta baseada em frutas e vegetais, aumenta o nível de antioxidantes e diminuem os danos oxidativos em não fumantes.

A complexidade de todas essas interações e de como o organismo absorve as substâncias oriundas dos alimentos ainda precisa ser mais estudada. Uma pesquisa recente mostrou que ratos alimentados com uma mistura de espinafre e tomate em pó, obtida de alimentos integrais, tiveram redução significativa do crescimento do câncer de próstata em comparação com outro grupo de ratos que foi alimentado apenas com tomate em pó, ou espinafre em pó, ou um suplemento fitoquímico de licopeno. De fato, um número cada vez maior de estudos demonstra que milhares de substâncias provindas de plantas interagem por caminhos complexos. Quando alguns antioxidantes são ingeridos simultaneamente, parecem reforçar – e, em alguns casos, multiplicar – o potencial anticâncer. Outra incógnita é a relação entre a maneira de preparar os alimentos e os antioxidantes. Sabe-se, por exemplo, que o licopeno é mais bem absorvido quando o tomate é consumido como purê ou molho, em vez de cru. Veja a seguir uma tabela com os principais antioxidantes conhecidos e lembre-se deles na próxima vez em que for ao supermercado.

> **Indol-glucosinolato (indol-3-carbinol)**
>
> - Presente em vegetais crucíferos – brócolis, repolho, couve, couve-flor, couve-de-bruxelas.
> - Efeitos: pode levar à desintoxicação dos carcinógenos e equilibrar a produção de hormônios ligados ao crescimento de tumores.
>
> **Inositol (ácido fítico)**
>
> - Presente em farelos de milho, aveia, arroz, trigo, centeio, soja e seus derivados, como tofu.
> - Efeitos: pode retardar o crescimento exagerado das células.
>
> **Isoflavonas (daidzeína e genisteína)**
>
> - Presentes na soja e em seus derivados.
> - Efeitos: podem inibir o crescimento de tumores, além de atuar como antioxidantes.
>
> **Polifenóis (ácido elágico e resveratrol)**
>
> - Presentes no chá-verde, na uva, no vinho, em frutas vermelhas e cítricas, na maçã e em grãos.
> - Efeitos: podem prevenir a formação do câncer, ao evitar inflamações, e agir como antioxidantes.
>
> **Terpenos (álcool perílico, limoneno e carnosol)**
>
> - Presentes em cerejas, na casca de frutas cítricas e no alecrim.
> - Efeitos: podem evitar que as células se tornem cancerosas e diminuir o crescimento de novas células; reforçam o sistema de defesa do organismo e atuam como antioxidantes.

A verdade sobre os aditivos alimentares

O vermelho do recheio do biscoito, o limão do chá de caixinha, o sabor de queijo do salgadinho, a cremosidade

Medicina integrativa

do sorvete, o colorido das balas, a longa duração dos alimentos enlatados, processados e industrializados são possíveis devido aos mais de 540 aditivos e 4.500 agentes aromáticos usados largamente na indústria alimentícia.

Dificilmente um produto chega aos supermercados sem alguma dessas substâncias químicas – basta olhar qualquer rótulo na sua despensa para encontrar (em letras pequenas) os corantes e conservantes presentes. Eles são tão usados em nossa alimentação diária que um europeu consome, em média, 6,5 quilos de aditivos todo ano, segundo dados da organização britânica Food Commission. Apesar de não dispormos de números do tipo no Brasil, nosso consumo anual não deve ser muito menor, ainda mais com a mudança na alimentação que tem ocorrido nos últimos anos – infelizmente, estamos substituindo os tradicionais arroz, feijão, carne e salada por hambúrguer, cachorro-quente e salgadinhos de preparo rápido.

Em princípio, não se trata de um fenômeno novo. O uso de aditivos é muito antigo na humanidade: por séculos, diversos povos utilizaram sal para preservar carnes e peixes, adicionaram ervas e temperos para realçar o sabor, recorreram ao açúcar para preservar frutas e ao vinagre para conservar pepinos e outros vegetais. Porém, com o desenvolvimento da indústria química e da vida moderna, novas substâncias produzidas em laboratório invadiram as fábricas de alimentos – algumas usadas intensamente, outras permitidas apenas em baixa quantidade e algumas já banidas por serem tóxicas e trazerem riscos à saúde.

89

A lógica por trás desse grande uso está no aumento do prazo de validade e na melhoria da aparência do produto. Emulsificantes são utilizados para manter uma dispersão uniforme de um líquido em outro, tal como óleo e água. Presentes em emulsões como maionese, também evitam a formação de cristais de gelo nos sorvetes e melhoram o volume e a uniformidade de produtos assados. Estabilizantes e espessantes aumentam a viscosidade do alimento. Quelantes evitam a deterioração durante o processamento e a estocagem. Umectantes deixam o alimento úmido e macio. Nitratos e nitritos inibem o crescimento de bactérias em produtos embutidos, como presunto, salame e bacon. Dióxido de enxofre e sulfitos evitam o crescimento de micro-organismos em frutas secas, sucos e vinhos. Nisin e natamicina inibem a proliferação de bactérias e fungos. Já os corantes podem ser derivados de plantas ou minérios ou sintetizados – alguns deles, ainda usados no Brasil, são proibidos em outros países devido aos riscos ao organismo.

É esse o perigo para todos os que consomem tais substâncias. Por mais que autoridades sanitárias autorizem seu uso, argumentando que são seguras, com o passar do tempo surgem evidências na direção oposta. Por exemplo, de 1981 até 2007, a indústria usou um corante chamado E 128 que se mostrou cancerígeno – uma vez ingerido, ele se transformava em anilinas capazes de provocar mutações genéticas. Ocorreu o mesmo com alguns adoçantes artificiais, como a sacarina – apesar de liberados no Brasil, estão proibidos em outros países. Pesquisa realizada com

Medicina integrativa

297 crianças e publicada no periódico científico *Lancet* comprovou a relação entre alguns corantes (amarelo alaranjado, tartrazina e benzoato de sódio, entre outros) e a hiperatividade infantil. Mesmo assim, a agência europeia que regula a segurança alimentar não considerou necessário modificar a quantidade permitida dessas substâncias.

Outro problema está nas doses: um grama de corante ou conservante age de forma diferente em um adulto que pesa 70 quilos e em uma criança que pesa 10 quilos. Considerando que uma criança consome quantidade de corantes similar à consumida por um adulto, concluímos que o efeito cumulativo dessas substâncias no organismo dela é muito mais danoso. Sem contar que a capacidade da criança de eliminar produtos tóxicos é bem menor que a do adulto, uma vez que o fígado e algumas enzimas ainda estão em desenvolvimento. Pesquisa da organização não governamental Soil Association e da empresa Organix mostrou que a interação de quatro aditivos (azul E 133, amarelo E 104, glutamato e aspartame) tinha efeitos neurotóxicos que potencializavam em até sete vezes os efeitos de cada um se ingeridos isoladamente. A quantidade estudada no trabalho foi a ingerida por uma criança ao beber um refrigerante e comer um lanche.

Se é quase impossível evitar os corantes nos dias de hoje, tente ao menos reduzir seu consumo. Leia com atenção o rótulo das embalagens, evite produtos com cores nitidamente artificiais, reduza o uso de comidas enlatadas e processadas. Cozinhe em casa, com produtos frescos, compra-

Vale a pena comprar alimentos orgânicos?

Há cerca de uma década, os orgânicos começaram a aparecer com maior força nas prateleiras dos supermercados brasileiros. Cultivados tanto por pequenos quanto por grandes produtores, são alimentos sem adição de hormônios, agrotóxicos e outros componentes reconhecidamente prejudiciais à saúde. Carnes, frangos e peixes também podem trazer o selo de orgânicos, o que quer dizer que foram criados soltos, com rações diferenciadas e sem uso de estimulantes de crescimento ou antibióticos.

Atualmente, para que um produto seja considerado orgânico, precisa obedecer a uma série de regras: além da proibição de agrotóxico, adubo químico ou herbicida sintético, ele deve ser produzido em locais com manejo do solo, para não esgotar a terra; precisa respeitar uma distância mínima de rios e mananciais, para não contaminar a água; não pode usar mão de obra escrava nem infantil. Ou seja, são produtos que, teoricamente, devem obedecer a um processo de produção mais sustentável e ecológico. É importante, nesse contexto, não confundir o alimento orgânico com outros nomes muito usados no mercado, como "natural" (bastante confuso, já que todo produto de origem animal ou vegetal é natural), "hidropônico" (cultiva-

Medicina integrativa

do em água adubada com químicos solúveis, mas sem defensivos agrícolas), "dietético" (sem adição de açúcar) e "funcional" (com propriedades que ajudam a prevenir ou controlar sintomas ou doenças).

Apesar de não haver consenso médico, estudos de vários centros de pesquisa indicam que produtos sem agrotóxicos têm mais nutrientes que os convencionais. Um dos trabalhos, feito na Rutgers University, em Nova Jersey, descobriu que o espinafre orgânico tem 97% mais ferro do que o convencional; em relação à alface, a diferença foi de 200%. Outro estudo, feito na Inglaterra, mostrou que, em média, legumes e frutas orgânicos contêm até 40% mais antioxidantes do que seus equivalentes não orgânicos – e trigo, tomate, batata, repolho, cebola e alface orgânicos contêm entre 20% e 40% mais nutrientes. O leite orgânico teria entre 50% e 80% mais antioxidantes. Os resultados também sugerem que os orgânicos têm menos ácidos graxos trans, considerados nocivos à saúde.

Por serem mais caros, devido aos custos de produção em pequena escala, distribuição e logística, muitas pessoas se questionam até que ponto vale a pena pagar por um alimento orgânico. A melhor opção, então, é conhecer os alimentos que absorvem maior quantidade de agrotóxicos, como indicado na tabela a seguir. Comece comprando os últimos itens da lista (que contêm os mais altos níveis de pesticida) de produtos orgânicos. Se seu orçamento permitir, passe aos poucos a comprar outros itens. Você poderá economizar comprando produtos não orgânicos que tenham menor contaminação, de acordo com as informações aqui relacionadas. Lembre-se de que, tão importante quanto o alimento ser orgânico, é que ele seja fresco, produzido na sua região e, de preferência, típico da estação – são mais baratos, mais saborosos e precisam de menos viagens.

Legumes, frutas e verduras	Nível de pesticida	Legumes, frutas e verduras	Nível de pesticida
cebola	1	tangerina	38
abacate	1	couve-flor	39
milho verde congelado	2	uva norte-americana	46
abacaxi	7	laranja	46
manga	9	ameixa	46
ervilhas congeladas	11	amora	47
aspargos	11	pepino	52
kiwi	14	pimenta vermelha	53
banana	16	vagem	55
repolho	17	cenoura	57
brócolis	18	batata	58
berinjela	19	espinafre	60
mamão papaia	21	pera	65
framboesa	24	uva importada	68
melão	25	alface	69
batata-doce	30	cereja	75
tomate	30	morango	83
abóbora	31	nectarina	84
melão rosado	31	aipo	85
limão	31	pimentão	86
melão-cantalupo	34	maçã	96
cogumelos-de-paris	37	pêssego	100

Fonte: Environmental Working Group (http://www.ewg.org/).

Nota: Os dados desta tabela são norte-americanos e indicam as frutas, verduras e hortaliças com menores (a partir de 1) e maiores (até 100) quantidades de pesticidas.

A recomendação para os produtos não orgânicos é lavá-los e descascá-los. Isso ajudará a reduzir as substâncias tóxicas, que são solúveis em água, mas não vai eliminá-las totalmente – elas entram na polpa das frutas e dos vegetais. É importante dizer que essas substâncias, nas doses em que são ingeridas atualmente, podem se acumular no organismo em longo prazo. A questão é polêmica e faltam estudos populacionais de longa duração para esclarecer o tema. De todo jeito, é possível reduzir resíduos de pesticidas dos alimentos com precauções simples. Na hora da compra, escolha produtos sem cortes, furos de insetos, fungos ou deterioração. Antes de comê-los ou prepará-los, lave-os bem sob água corrente. Tire a casca ou despreze as folhas externas. Corte as gorduras aparentes da carne e do frango, que podem armazenar alguns pesticidas.

Essas ações são extremamente importantes, uma vez que, segundo a própria Agência Nacional de Vigilância Sanitária (Anvisa), responsável pela fiscalização do uso de agrotóxicos no país, as frutas, os legumes e as verduras comercializados no Brasil têm baixa qualidade. Análise de 1.773 amostras de dezessete tipos de frutas, verduras e legumes encontradas em supermercados revelou que oito deles (batata, feijão, laranja, maçã, morango, pimentão, tomate e uva) tinham excesso de agrotóxicos. Em outros oito (cenoura, cebola, alface, abacaxi, repolho, arroz, banana e manga), o problema foi o uso de veneno não autorizado para aquele tipo de cultura, o que também prejudica o alimento. Outra pesquisa, feita pela Fundação Oswaldo

Cruz em 2006, mostrou que houve aumento do número de intoxicações por agrotóxicos entre a população – um indicativo de que os problemas encontrados pela Anvisa se refletem na saúde de quem produz e consome esses produtos.

Produto natural não significa produto saudável

"Ah, se é natural, deve ser saudável." Quantas vezes você já não ouviu essa frase? Seja diante de um chá que alguém indicou, de uma planta desconhecida vendida na rua ou de uma cápsula de um fitoterápico novo, a reação da maioria das pessoas é achar que, se for natural, não trará nenhum prejuízo à saúde e, de quebra, poderá trazer algum tipo de benefício. Puro engano. Antes de tudo, qualquer que seja o produto, é importante conhecer sua origem, seu modo de fabricação e se informar sobre os estudos feitos até o momento sobre ele. Às vezes uma planta é muito indicada para determinada situação, mas a fórmula que a pessoa está usando não tem a quantidade ou a concentração adequadas.

Outras vezes, suplementos de produtos naturais apresentam efeitos que, em excesso, podem ser perigosos. Recentemente, recebi uma paciente que usava cinco produtos diferentes, todos com propriedades anticoagulantes – um efeito que é positivo mas em excesso pode provocar risco de sangramentos desnecessários. Além disso, outro alerta

Medicina integrativa

importante é que a ingestão de suplementos dietéticos, fitoterápicos e vitaminas pode afetar negativamente a eficácia de um medicamento convencional, interferindo no desempenho deste no organismo ou potencializando efeitos indesejáveis.

Por exemplo, a conhecida erva-de-são-joão (*Hypericum perforatum*), que alguns pacientes com câncer utilizam para a depressão, pode alterar o efeito de certas drogas anticâncer, impedindo o resultado esperado do medicamento. A kava kava, conhecida planta usada no controle do estresse e da ansiedade, pode atrapalhar o funcionamento do fígado. Altas doses de vitamina C podem prejudicar o desempenho da quimioterapia e da radioterapia. Grandes doses de vitaminas não são seguras nem mesmo para pessoas saudáveis.

Os pacientes tendem a não contar ao médico que estão utilizando produtos naturais. Ao contrário do que imaginam, esses pacientes podem estar correndo riscos – novamente, repito que produto natural não significa produto seguro, sobretudo quando a pessoa utiliza algum medicamento convencional. Informe ao seu médico se você faz uso de suplementos. Juntos, vocês poderão analisar as opções mais adequadas para o seu caso, as interações possíveis e a relação de eficácia e segurança mais apropriada.

O profissional da saúde poderá ajudá-lo também a escolher como e onde comprar os produtos. No Brasil, não temos padronização adequada dessas substâncias. A leitura da bula e as informações sobre a parte da planta utilizada e a concentração do princípio ativo são essenciais para qualquer pessoa que for consumir fitoterápicos.

Por fim, quando pensamos no uso de suplementação e fitoterápicos, precisamos levar em conta que as doses e concentrações são individuais. Não existe receita de bolo. Essa orientação deverá partir do médico e também, em grande medida, da própria pessoa. Diante das opções apresentadas, quem decide o que é melhor é ela. E, para ser capaz de fazer isso, é fundamental que tenha discernimento para ouvir o próprio corpo.

Embora diversos estudos acadêmicos mostrem que determinadas plantas são capazes de estimular o sistema imunológico, lembre-se sempre de que isso depende de sua interação com outros produtos. É importante não usar a medicina complementar de forma reducionista, como fazemos com a medicina convencional. É óbvio que vitaminas e suplementos vão ajudar, mas esse efeito só se sustenta se eles de fato forem incorporados ao autocuidado. Sem isso, uma grande oportunidade de transformação estará sendo novamente desperdiçada.

Só por um dia: atenção à alimentação

O exercício a seguir é chamado de meditação com chocolate, mas pode ser reproduzido em qualquer refeição, com o alimento que você escolher. Bastante simples, pode ser executado diariamente.

Medicina integrativa

- Separe um pouco de chocolate em pedaços, gotas de chocolate, bolinhas de chocolate ou uvas-passas cobertas com chocolate.
- Sente-se num lugar confortável e silencioso, onde possa permanecer concentrado por alguns minutos.
- Desembrulhe o chocolate. Observe sua forma, sua cor, seu brilho.
- Toque-o com a ponta dos dedos e perceba sua consistência.
- Coloque o chocolate sobre a palma da mão. Sinta o peso que ele tem. Recite a si mesmo os adjetivos que lhe aparecem na mente para defini-lo.
- Aproxime o chocolate do nariz e inspire profundamente, por duas ou três vezes. Siga o aroma conforme ele percorre seu nariz. Expire profundamente por alguns momentos.
- Leve o chocolate para perto dos lábios. Passe-o pela boca, pelos lábios. Que sensação ele provoca em você? Perceba que seu corpo se prepara para comê-lo. Sua boca começa a salivar. Esteja presente nessa sensação.
- Coloque o chocolate sobre a língua. Sinta a reação do seu corpo. Leve o chocolate ao céu da boca.
- Que pensamentos aparecem em sua mente? Com quais palavras você descreve esse chocolate? Suave? Sensual? Saboroso?
- Que emoções vêm à tona? Algumas delas são negativas? Algumas são positivas? Culpa? Prazer? Não tente reprimir as sensações. Esteja presente nelas sem julgá-las.

- Foque toda sua atenção na textura e no sabor do chocolate. Escute o som da mastigação.
- Sinta o chocolate derretendo e indo em direção à garganta. Imagine-o no estômago.
- Nesse momento, esse alimento está irremediável e irreversivelmente incorporado a você. Você acabou de vivenciar uma experiência de meditação comendo um pedaço de chocolate.

Os minutos dispensados a essa prática meditativa serão bastante reveladores – principalmente se você é daqueles comedores compulsivos que colocam na boca um monte de chocolate e engole sem nem sentir o sabor. É uma maneira de focar a atenção no que você está fazendo e nas sensações despertadas pelo alimento. A seguir, apresentarei outras dicas simples, mas importantes, para comer e viver melhor.

- Sempre faça as refeições à mesa. Comer no sofá assistindo à televisão é uma péssima ideia: você não prestará atenção nos alimentos e comerá mais.
- Não abasteça o seu corpo no mesmo lugar em que seu carro é abastecido. Ou seja, não compre alimentos em um lugar cuja atividade principal não seja vender alimentos.
- Tente não comer sozinho. Quando comemos acompanhados, em geral, comemos menos. Compartilhar o alimento também ajuda a ritualizar o ato de comer.

- Consulte seu corpo. Decidimos o que comer baseados em parâmetros externos, não internos. Se a comida parece boa, você come mais, mesmo estando sem fome.
- A cultura de comer se tornou a cultura do olhar. Comemos com os olhos. Mas, para nos alimentarmos, podemos cultivar outros sentidos – como olfato e paladar –, que nos ajudam a escolher melhor o que comer.
- A sensação completa de saciedade demora pelo menos vinte minutos para aparecer. Como comemos rápido, não temos tempo de nos sentir saciados e comemos mais. É a lógica da cultura do *fast-food*. Se você comer mais lentamente, consultando a saciedade do corpo, comerá menos.
- Use pratos e porções menores.

Para saber mais

Agricultural Marketing Service – National Organic Program, do Departamento de Agricultura dos Estados Unidos
www.ams.usda.gov/nop

Organic Trade Association
www.ota.com

Environmental Working Group
www.ewg.org

Agência Nacional de Vigilância Sanitária
www.anvisa.gov.br

Planeta Orgânico
www.planetaorganico.com.br

4. Atenção à vida

À beira de um ataque de nervos

Por mais que tentemos ficar atentos à vida cotidiana, que façamos um esforço para cuidar da saúde – prestando atenção na respiração, na energia, na alimentação e nas relações sociais –, inevitavelmente temos de lidar com pressões no trabalho, questões financeiras, crises familiares, congestionamentos enormes, filas, prazos, burocracia, competições, dúvidas e questionamentos.

De fato, na nossa rotina, dificilmente vivemos um dia inteiro sem ter de lidar com algo que provoque estresse. Ninguém gosta dessa palavra, e ao mesmo tempo todo mundo a repete tanto que ela parece ter perdido o significado – passando a não ter mais tanta importância. Porém, para a maioria de nós, o estresse é um fato, presente com mais intensidade em alguns dias e em algumas fases, mas sempre por perto. Enquanto não podemos afastar os fatores que provocam estresse, podemos modificar nossa reação a esses fatores – alterando padrões de comportamento e diminuindo o impacto negativo em nossa vida.

E haja efeitos negativos. Bombardeados pelo estresse, perdidos na pressão gerada por ele, manifestamos sintomas de todo tipo, prejudicando nossa saúde, nossos relacionamentos, nossa capacidade de entender e vivenciar tudo que se apresenta a nós, seja bom ou ruim. É como se tivéssemos sido acometidos por uma doença que afeta todos os sistemas e, por mais exames que façamos, não tem causa orgânica determinada nem remédio capaz de eliminá-la.

Desse ponto de vista, combater o estresse e lidar com ele de modo saudável exige uma compreensão mais complexa e rica da nossa vida. Exige que façamos uma pausa para repensar muitas ações que repetimos de maneira automática diariamente. Exige, como abordei em capítulos anteriores, atenção e autocuidado – e, consequentemente, autoconhecimento. Lidar melhor com o estresse e minimizar ou suprimir seus sintomas é também lidar com questões básicas da vida, tirando da cabeça a ansiedade gerada pelo futuro, bem como os rancores e medos provocados pelas experiências passadas, e aterrissando no presente.

Uma pessoa estressada pode ter sintomas físicos, como: dor de cabeça; indigestão e dor de estômago; dificuldades de dormir; tontura; dor nas costas, nos ombros e no pescoço; pulso acelerado; agitação, cansaço; zumbido nos ouvidos e até enjoos. Paralelamente a isso, ela pode fumar em excesso, bocejar, mascar chicletes compulsivamente, ranger os dentes, beber demais, comer de forma compulsiva.

Medicina integrativa

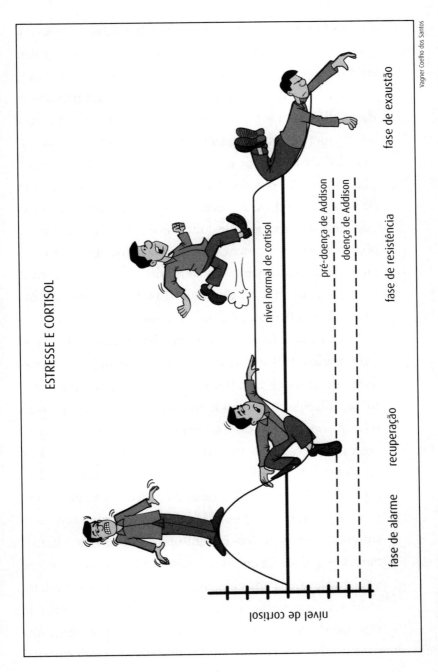

O estado emocional fica totalmente abalado, e a pessoa passa a chorar sem motivos, a ter raiva, a se sentir sozinha, muito triste, irritada e incapaz de mudar essa situação. Além disso, suas capacidades cognitivas ficam prejudicadas: é difícil pensar com clareza, esquecimentos passam a ser frequentes, ela perde a criatividade, não consegue tomar decisões e vive de mau humor. Há, por fim, os sintomas espirituais, como sensação de vazio, perda do sentido da vida, dificuldade de perdoar, crença em soluções mágicas, cinismo, necessidade contínua de aprovação e apatia. Sintomas comportamentais também aparecem, como isolamento, ressentimento, baixa libido, desconfiança, intolerância, solidão, negação, dificuldade de estabelecer intimidade e pouco contato com os amigos.

Marcos, um de meus pacientes há muitos anos, é um empresário de 50 anos que tem uma rotina típica de moradores de grandes cidades: trabalha muito, acumula reuniões, enfrenta congestionamentos, tem pouco tempo para o lazer e para cuidar de si mesmo. Quando chegou ao meu consultório, estava sempre de mau humor, acima do peso, com níveis de colesterol acima dos 500 mg/dL (quando o normal é até 200 mg/dL), cansado, tenso, com muitos resfriados e infecções ao ano. E, pior, mesmo com todos esses sintomas ele não percebia quanto estava estressado – considerava o que sentia como inevitável em razão do estilo de vida que levava. Pedi a ele um exame de sangue completo, indiquei a reposição de algumas substâncias por meio da ingestão de vitaminas e, acima de tudo, procurei conscientizá-lo sobre o estresse e suas consequências. Aos poucos,

Medicina integrativa

ele foi percebendo que respirava mal, não relaxava, vivia ansioso e estava preso no círculo negativo provocado pelo estresse. E, por meio de técnicas de respiração e meditação, foi finalmente aprendendo a relaxar. Uma grande mudança aconteceu: Marcos perdeu peso e ganhou massa muscular, pois passou a se exercitar regularmente e mudou a alimentação. Sem remédios, seu colesterol se reduziu a níveis normais, seu humor está melhor e a ansiedade, mais controlada. Ele se sente mais disposto e consciente do que deve fazer diante dos primeiros sintomas de estresse.

Em resumo, como o que acontecia com Marcos, a vida fica abalada por causa do estresse, deixando as pessoas literalmente à beira de um ataque de nervos. E, uma vez imersos nessa negatividade, entramos num ciclo vicioso que dificilmente é interrompido. Percebemos algo como estressante ou ameaçador. Essa sensação provoca sintomas físicos e psicológicos, que ao mesmo tempo aumentam nosso estresse e afetam nosso organismo. E o ciclo se perpetua: o estresse faz que os sintomas recrudesçam e estes aumentam ainda mais os níveis de estresse. Tudo começa a piorar, em intensidade cada vez maior.

No entanto, é possível reverter esse quadro. O primeiro passo para sair do ciclo – e para não entrar nunca nele – é identificar os sinais de alarme, bases do início dos sintomas e doenças. Tomando consciência deles, você poderá reconhecer quando o ciclo está prestes a começar e adotar uma postura estratégica defensiva. Os sinais de manifestação do estresse variam de pessoa para pessoa, mas os mais comuns são aqueles descritos anteriormente.

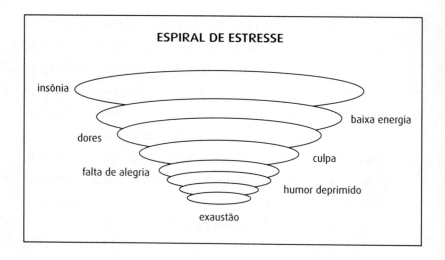

Se você identificar essas manifestações, ligue o sinal vermelho: recorra às práticas de respiração e relaxamento ensinadas no Capítulo 2 e à prática de atenção ao momento presente, que ensinarei adiante. Elas podem ser feitas em pequenas pausas do dia a dia, em alguns minutos, e lhe trarão de volta a serenidade necessária para reagir a qualquer demanda do cotidiano. O importante é entender que a forma como você reage a uma situação estressante determina os efeitos do estresse na sua vida. Se você se adaptar a ele, poderá melhorar sua saúde física e mental. Uma reação positiva de sua parte poderá aprimorar seu aprendizado e ajudá-lo a atingir suas metas. Diminuir o nível de estresse, além de fazê-lo se sentir melhor, poderá reduzir a incidência de problemas de saúde e diminuir sua necessidade de determinados medicamentos. A seguir, algumas dicas.

Medicina integrativa

- Aceite aquilo que você não pode mudar – não deixe que o que você não pode modificar ou controlar provoque angústia. Enxergue o lado bom das coisas ruins.

- Seja realista – você não pode fazer tudo. Se você está se sentindo sobrecarregado de atividades (pessoais, profissionais ou familiares), aprenda a dizer "não".

- Agregue humor à sua vida – o sorriso pode mudar a perspectiva dos problemas, bem como ajudar a aliviar o desconforto provocado pelo estresse.

- Medite – permita-se ficar quieto por quinze a vinte minutos por dia em silêncio e reflexão. Dedique esse tempo a observar seus pensamentos ou o que se passa no ambiente. Ouvir música em um ambiente sossegado pode ser agradável.

- Exercite-se – treinar regularmente reduz o estresse e melhora a saúde. Pratique um exercício que lhe dê prazer: caminhada, natação, corrida, qualquer atividade que o anime e faça seu coração pulsar.

- Descubra um passatempo – afaste sua mente das preocupações fazendo algo prazeroso, como pintura, jardinagem, leitura e tantas outras opções.

- Planeje – se você sabe de antemão que algo vai contrariá-lo, evite fazê-lo. Por exemplo, rearranje sua agenda de modo a evitar a obrigação de dirigir em horários de pico.

- Compartilhe seus sentimentos – converse com amigos e familiares sobre suas preocupações. Permita que eles lhe ofereçam apoio e orientação.

Riscos e benefícios das práticas integrativas

Ao buscar controlar o estresse, muitas pessoas, por não terem a devida orientação, acabam se submetendo a terapias e práticas cuja evidência científica e segurança são duvidosas, transformando uma procura que poderia ser saudável em risco desnecessário à saúde. É extremamente importante ressaltar que as terapias complementares, quando bem orientadas, são uma excelente ferramenta na conquista do bem-estar, mas devem contar com acompanhamento profissional – especialmente se o paciente está passando por um tratamento médico convencional.

Em minha atuação profissional, oriento meus pacientes de acordo com o seguinte critério: recomendo terapias cujas evidências científicas demonstram sua eficácia e segurança. Como exemplo posso citar a meditação, a acupuntura para redução de náusea e dor, a musicoterapia e a ingestão de algumas vitaminas e fitoterápicos. Quando o paciente relata estar fazendo uso de alguma terapia cuja eficácia ainda não foi comprovada mas é segura, também costumo aceitar – ioga, shiatsu, reiki, ingestão de vitaminas C e E e chi kung (prática tradicional chinesa que estimula a energia do corpo). São práticas que ainda necessitam de mais estudos que atestem sua eficácia em determinadas situações – e há vários deles em andamento –, mas nas quais muitos pacientes encontram auxílio para relaxar e se sentir melhor. Se a segurança estiver comprovada, essas práticas podem ser encorajadas. Porém, algumas terapias sem confirma-

Medicina integrativa

ção científica e com riscos à saúde precisam ser suspensas. É o caso da associação de alguns fitoterápicos e vitaminas e de certas orientações dietéticas.

Desse modo, é essencial ter critérios bem definidos para escolher as melhores opções para cada caso, respeitando o perfil de cada pessoa e sem se deixar seduzir pela imensa variedade de terapias e terapeutas disponíveis no mercado, prometendo curas milagrosas e resultados imediatos. De tempos em tempos surge uma nova promessa, geralmente vinda de extratos naturais ou de apropriações malfeitas de conhecimentos orientais, que precisa ser analisada com cautela. Por isso, é importante que a escolha da terapia complementar seja discutida com um profissional apto a fornecer as orientações necessárias nesse caminho. Existem hoje muita informação disponível e novos métodos de tratamento em fase de testes, o que torna difícil saber por onde começar. É importante explicar que as terapias complementares não são totalmente eficazes para todos os pacientes, porém alguns métodos sempre serão úteis no manejo do estresse, das náuseas, da dor e de outros sintomas.

As práticas disponíveis geralmente são classificadas em cinco categorias. A primeira delas é a medicina para mente e corpo, baseada na crença de que a mente é capaz de exercer influência sobre o corpo, como meditação (focando na respiração e repetindo palavras ou frases para aquietar a mente); hipnose (estado de relaxamento no qual o paciente concentra a atenção em determinado sentimento, ideia ou sugestão, para auxiliar o processo de cura); ioga (sistema de posturas e alongamentos que dedica especial atenção à respiração); visualização (imaginando cenas, quadros ou experiências prazerosas para estimular a cura); e atividades criativas (como artes, música ou dança).

A segunda categoria engloba as práticas baseadas na biologia, usando o que a natureza nos oferece, como suplementos vitamínicos e produtos fitoterápicos. Alguns exemplos são: vitaminas, ervas, alimentos e dietas especiais.

O terceiro tipo abarca as práticas de manipulação corporal, ou seja, técnicas baseadas no trabalho manual aplicado sobre uma ou mais partes do corpo. Alguns exemplos são massagem (manipulação dos vários tecidos do corpo humano usando as mãos e eventualmente algum aparelho especializado) e shiatsu (uso da pressão em pontos específicos do corpo, visando obter relaxamento e melhora do estado geral).

A quarta categoria engloba as terapias baseadas em energia, embasadas na crença de que o corpo humano tem campos energéticos e de que a energia é parte vital do equilíbrio corporal. Exemplos mais comuns dessa modalidade são tai chi chuan (movimentos corporais lentos e suaves, com foco na respiração e concentração profunda), reiki e toque terapêutico (o profissional movimenta as mãos sobre os campos energéticos do corpo).

A última categoria é a recuperação de antigos sistemas de cura e crença, originários de diferentes culturas e lugares do mundo, como a medicina tradicional indiana, a

Medicina integrativa

aiurvédica (que enfatiza o equilíbrio entre mente, corpo e espírito), a medicina tradicional chinesa (que crê ser a saúde o resultado da perfeita harmonia de duas forças denominadas *yin* e *yang*) e a acupuntura (prática comum da medicina tradicional chinesa que envolve a estimulação de pontos específicos por meio de agulhas finíssimas, visando à melhora da saúde e à redução de sintomas e efeitos colaterais).

Diante desse quadro, é muito importante o diálogo com o médico, que saberá ajudar na escolha das práticas mais adequadas para cada caso. Lembre-se de que a associação de certas terapias ou substâncias é prejudicial. A seguir, listo algumas perguntas que podem ser feitas ao médico ou terapeuta qualificado.

Para perguntar ao médico ou terapeuta qualificado

- Quais são as opções eficazes para me ajudar a enfrentar meu problema, reduzir o estresse e me sentir melhor?
- Quais delas podem diminuir meu cansaço?
- Quais podem melhorar os sintomas do câncer, como a dor, ou os efeitos colaterais do tratamento, como as náuseas?
- A terapia escolhida poderá interferir no meu tratamento ou interagir com a medicação que uso atualmente?
- Você pode me ajudar a compreender a prática recomendada?
- Você trabalhará junto com o terapeuta indicado?
- De que forma a terapia poderá me ajudar?

- Você conhece estudos que comprovem sua atuação benéfica?
- Quais são os riscos e os efeitos colaterais?
- Quanto tempo deve durar a terapia?
- Qual será o custo?
- Você tem material que eu possa ler para obter informações?
- Existe alguma razão pela qual eu não deva usar essa técnica?

Para prestar atenção

- Tenha cuidado com produtos vendidos por pessoas ou empresas que divulguem a "cura" de forma apelativa.
- Atenção com produtos ou terapias que não ofereçam informações específicas sobre como são feitos os tratamentos ou qual o desempenho de seus produtos.
- Desconfie dos que apelem apenas para os aspectos positivos do tratamento, prometendo mínimos efeitos colaterais.
- Tenha muito cuidado com terapias pretensamente baseadas em estudos clínicos, mas sem provas da existência de tais estudos.
- Acima de tudo, lembre-se: "Se parecer muito bom para ser verdade, provavelmente não é verdade".

Como avaliar um site

Nos dias de hoje, é muito comum que as pessoas utilizem a internet para descobrir mais sobre doenças e tratamentos.

Medicina integrativa

No entanto, essa prática pode levar à automedicação e, por esse motivo, à piora do estado de saúde. Veja a seguir algumas dicas para obter informações confiáveis na rede.

- Quem mantém o site?
- O site representa uma organização reconhecida e respeitada?
- Quais são os propósitos e objetivos do site?
- O site vende ou promove algum produto?
- Qual é a origem das informações do site?
- As informações são baseadas em fatos ou apenas em opiniões?
- Como são obtidas as informações? Seu conteúdo é submetido à revisão de especialistas?

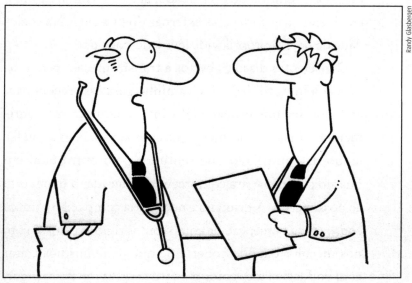

A cada dia aumenta o número de pacientes que procuram ajuda na internet. Para manter meu consultório, mudei meu nome para "Dr. Google".

A reconexão com a vida:
sobre a integralidade do ser

Assim que entramos na vida adulta e, consequentemente, passamos a fazer parte de um círculo de obrigações e exigências, aprendemos a estudar, a trabalhar, a ser responsáveis e a cumprir prazos e regras sociais. Cuidamos da casa, do carro, da conta bancária, procuramos permanecer ao lado da família e tentamos ao máximo dar atenção às pessoas que amamos. Na medida do possível, e com as limitações que todos temos, somos competentes nessas áreas. Porém, não percebemos até que ponto, nesse redemoinho sem pausas, vamos nos desconectando de nós mesmos – lembrando do passado, ansiosos com o futuro e resolvendo as pendências externas do presente. Na sociedade de hoje, a própria vida leva à desconexão.

Conscientes disso e abertos à transformação, podemos buscar a integralidade. E o caminho para essa reconexão, antes de ser misterioso e labiríntico, começa nos sentimentos – mais precisamente, na compaixão. Não estou falando da compaixão que sentimos pelo outro nem em quanto cedemos para compreender e agradar a quem está ao nosso redor. A primeira e necessária compaixão começa conosco, na percepção de como somos rígidos e duros com nós mesmos e na descoberta de que podemos nos tratar com solidariedade, amor e gentileza. Livres desse rigor, das amarras a que nos submetemos, podemos experimentar a harmonia existente dentro de nós.

Medicina integrativa

Com um olhar de compaixão para quem somos, vivenciamos a leveza e a paz inerentes a estar vivo. Se nos aceitarmos e nos amarmos como somos, conseguiremos transformar a vida em algo prazeroso – sem focar tanto no que acontece lá fora e mais preocupados com o que é interno, que é nosso e único. Isso significa estar mais relaxado, respeitar nosso ritmo interno e abrir espaço para ouvir nosso corpo – escuta essa que é a base para o autocuidado que tanto enfatizamos neste livro como princípio para a manutenção da saúde e do bem-estar. Somente com essa disposição somos capazes de identificar de maneira clara nossos problemas e dificuldades, o que nos atrapalha e o que nos faz bem, o que nosso corpo pede e diz. Reintegrados, somos capazes de mudanças e transformações profundas, que nos fazem viver melhor.

É claro que se trata de um processo difícil, pois vivemos submetidos a inúmeros estímulos externos que atraem nossa atenção e nos distanciam de nós mesmos. Ocupados em dar conta de tudo que nos é exigido, reagimos sendo ainda mais rígidos e duros com nós mesmos. Até quando praticamos uma atividade física o fazemos de maneira mecânica, totalmente desatentos ao que está acontecendo com o corpo e a como ele está reagindo a cada movimento. Assim fica fácil esquecer que temos um corpo, uma mente e um espírito. Que respiramos e sentimos. Que temos um centro, um lugar silencioso e pacífico para onde podemos retornar.

Vivemos reagindo a um efeito nocebo, sentindo negativamente os efeitos de fatores externos que nada têm que ver conosco. É o resultado da dificuldade em lidar com o bombardeio de informações: acabamos tendo muitas referências externas de comportamentos e sensações e nos esquecemos de que a única referência verdadeira que temos somos nós mesmos.

Não estou dizendo aqui que devemos nos isolar do mundo, protegidos do que acontece lá fora. Simplesmente ressalto que é essencial percebermos o impacto das informações e dos estímulos no corpo e na mente. Para isso, precisamos de autocompaixão e foco. Como afirmei no tópico anterior, terapeutas e profissionais da saúde podem ajudar nessa busca pessoal, mostrando ferramentas úteis para pararmos e prestarmos a devida atenção em nós mesmos. Mas qualquer atuação externa é sempre limitada; sem a participação ativa da própria pessoa, sem a disposição para transformações, não encontraremos a integralidade do que somos.

O mundo ocidental está sempre tentando quebrar nossa autonomia, criando dependências e necessidades – precisamos consumir e comprar, precisamos que outra pessoa nos guie, nos leve e nos mostre quem somos. A "bronca" aqui é para que os pacientes percebam sua autonomia e os profissionais a respeitem.

Uma reflexão bonita e delicada sobre esse assunto aparece em uma carta do físico Albert Einstein em resposta a

Medicina integrativa

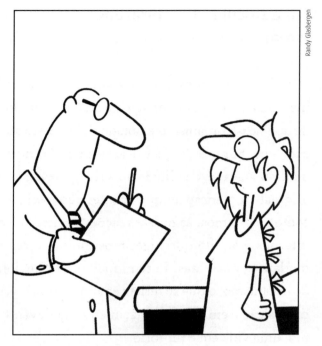

Você tem um estado de saúde muito raro chamado "saúde plena". Para ser sincero, não sei como tratá-la.

um rabino que havia perdido a irmã mais nova, adolescente, e estava tentando lidar com a morte. Nas palavras de Einstein, "o ser humano é parte de um todo chamado por nós de universo. Ele experimenta a sensação de estar separado do todo, uma espécie de ilusão ótica da consciência. Essa ilusão restringe nossa percepção. Nosso propósito deve ser o de nos libertarmos dessa prisão, aumentando o círculo de compaixão e envolvendo todas as criaturas vivas e toda a beleza presente na natureza e no mundo".

Saúde e autocuidado: otimizando seu sistema de cura

Todos os conceitos, princípios e ações que abordei neste livro para recuperar e manter a saúde partem do preceito de que nosso organismo é dotado de um sistema inato de cura – nenhum corpo quer ficar doente e faz de tudo para, uma vez atacado, debilitado ou ferido, voltar ao seu estado original. A atenção ao que acontece conosco, à maneira como respiramos, às nossas reações diante dos estímulos internos e àquilo que ingerimos muitas vezes não traz mudanças imediatas. Porém, melhora o funcionamento do organismo, o que se reflete em um cotidiano com mais disposição e em um envelhecimento saudável. Em resumo, uma vida em equilíbrio.

No entanto, isso está longe de significar energia sem limites, felicidade eterna, corpo que não envelhece – promessas falsas e inatingíveis que aparecem de tempos em tempos em fórmulas tanto enganosas quanto mágicas. Estamos falando aqui de saúde – e de como usar as ferramentas ao nosso dispor para ativar nosso sistema de cura. A vida que buscamos requer reações positivas ao estresse cotidiano, aos vírus e bactérias, bem como sono repousante e vida sexual ativa. Todos os esforços e propostas se voltam para evitar o desenvolvimento de tumores, doenças cardíacas, deficiências neurológicas e doenças crônicas características do estilo de vida atual, como o diabetes. Saudáveis e em equilíbrio, necessitamos de menos energia para viver.

Medicina integrativa

Conscientes de tudo que expliquei até aqui, vamos finalizar este capítulo analisando os obstáculos que nos impedem de ter saúde e disposição. O primeiro deles é a energia – afinal, curar requer também energia. A energia é fornecida pelo metabolismo dentro das células, a partir de dois elementos: o oxigênio da respiração e os nutrientes dos alimentos. Portanto, ter energia significa respirar corretamente, enchendo os pulmões de ar num ritmo constante e tranquilo, e comer adequadamente – com a maior variedade possível de alimentos ricos em nutrientes, como verduras, frutas, legumes, grãos, cereais integrais e boas fontes de proteínas e gorduras. Além disso, um gasto desnecessário e excessivo de energia, devido a muito trabalho, falta de repouso e reação negativa ao estresse, também prejudica o equilíbrio do fluxo energético do organismo.

Outro importante obstáculo para otimizarmos nosso sistema de cura é a circulação sanguínea pobre e ineficiente – afinal, dependemos dela para levar energia e células para uma área machucada ou doente. É fácil observar exemplos de processos de cicatrização prejudicados por causa da má circulação em pessoas com diabetes, cujas artérias estão sujeitas à prematura e rápida progressão de arteriosclerose. Novamente, para mantermos em bom funcionamento o sistema circulatório devemos ter uma alimentação saudável, evitar o fumo e fazer exercícios.

Ainda assim, o sistema de cura dificilmente funcionará se as defesas do corpo estiverem fracas. O responsável por isso é o sistema imunológico – que tem como principal função defender nossas células e atacar organismos invasores. Quando a imunidade está deficiente, todo o sistema de cura fica falho. Um exemplo extremo é o de pacientes HIV positivo, que sofrem uma pane no sistema de defesa, ficando vulneráveis a qualquer tipo de infecção.

Além das infecções, outras duas situações afetam drasticamente nossas defesas: substâncias tóxicas e estados mentais insalubres. A primeira delas, a sobrecarga tóxica, é um tema extremamente polêmico e delicado, afinal ingerimos toxinas na comida que consumimos, na água que bebemos e no ar que respiramos, assim como nos medicamentos que usamos. Essas toxinas podem danificar o DNA – unidade que carrega a informação necessária para a cura espontânea –, desorganizar o controle biológico do sistema imunológico e até mesmo promover o desenvolvimento de câncer e outras doenças. O excesso de toxinas no organismo pode agravar alergias, doenças autoimunes e diversas doenças degenerativas, como o mal de Parkinson.

Por fim, a própria mente pode ser um grande obstáculo ao bom funcionamento do sistema de cura. O que pensamos e como nos sentimos têm grande relação com nosso organismo, para o bem e para o mal. A mente pode deprimir o sistema imunológico e desequilibrar o sistema nervoso autônomo, levando a distúrbios de digestão, circulação e demais funções internas. O controle do estresse e de hábitos negativos, por meio dos exercícios ensinados neste livro, é uma ferramenta importante para reverter esses quadros. Repito, nada disso é fácil, acostumados que esta-

Medicina integrativa

mos com um modo de vida que dedica pouco tempo a nós mesmos e ao que acontece com nosso organismo. Mas os benefícios para a saúde e para toda a vida são tão grandes e permanentes que qualquer esforço para mudar fica pequeno. Viver bem e melhor sempre vale a pena.

Só por um dia: atenção ao momento presente

Neste tópico, proponho uma prática para ajudá-lo a sair do piloto automático e religá-lo ao momento presente. Assim como os outros exercícios propostos no capítulo 2, é simples, fácil e pode ser retomado a qualquer momento do dia, sempre que precisar de uma pausa. Ela é chamada de "prática dos três minutos" e pode ser executada em uma posição confortável, em pé, deitado ou como você preferir. O objetivo é deixá-lo mais consciente do que está fazendo e de como está se sentindo. Use um cronômetro ou marque o tempo no relógio para contar os três minutos.

- Pare o que estiver fazendo e fique imóvel, com os olhos fechados ou semifechados. Sinta seu corpo.
- Leve sua atenção à respiração, sentindo os movimentos do corpo ao inspirar e expirar. Talvez você se torne mais consciente do movimento dos músculos do abdome e do tórax, bem como das sensações na garganta ou no nariz.

- Concentre-se nas áreas do corpo que causem sensações físicas desagradáveis. Tente liberar qualquer músculo que esteja tensionado.
- Você também poderá se tornar consciente do que está sentindo emocionalmente e até mesmo dos tipos de pensamento que estão passando pela sua cabeça.

Se você permanecer consciente da respiração tanto quanto de qualquer outra sensação, sentimento ou pensamento por pelo menos três minutos, provavelmente perceberá que está mais "centrado". Após a prática, você se sentirá mais capacitado a retomar qualquer atividade com uma perspectiva mais calma, estruturada e livre. Talvez você perceba que a prática é uma forma útil de interromper qualquer tendência de operar no "piloto automático". A seguir, ensino outras maneiras de fazer o exercício, baseado em três pontos-chave: a consciência, o recolhimento e a expansão.

Consciência

- Mantenha a postura ereta, com a intenção de estar no presente.
- Faça a si mesmo a pergunta: "O que está acontecendo comigo agora?"
- Fique com a sensação que surgir. Não a julgue nem se apegue a ela.
- Mesmo que para experimentar as sensações seja necessário ter coragem, aguente, fique assim por alguns momentos.

Recolhimento

- Leve a sua consciência para a respiração.
- Use a respiração como uma âncora para o aqui e agora, aprofundando os treinos da etapa da consciência.

Expansão

- Expanda o campo da sua consciência ao redor da respiração até incluir o corpo todo.
- Preste atenção no rosto e na postura. Agora você está experimentando o corpo todo, da cabeça aos pés, e sentindo a respiração entrar e sair dele.

5. A medicina integrativa e o futuro

Modelos práticos

Como vimos nos capítulos anteriores, a medicina integrativa parte de uma mudança de paradigma na medicina praticada atualmente. Ela amplia o leque de terapias disponíveis, capacita o paciente a se tornar responsável pela manutenção da própria saúde – levando sempre em conta que o organismo tem uma capacidade inata de recuperação – e fornece ferramentas simples que qualquer um pode adotar para mudar seu estilo de vida, como as práticas de atenção à respiração e os cuidados com a alimentação.

Os esforços dos profissionais que, como eu, compartilham esse entendimento estão centrados hoje na implementação e difusão de todos esses conceitos no contato diário que travamos com pacientes e gestores de saúde, em clínicas, hospitais ou centros de pesquisa. Nosso objetivo é ampliar o número de instituições que ofereçam atendimento integrado e personalizado, na expectativa de que, quem sabe num futuro próximo, as distinções entre medicina convencional e medicina integrativa se diluam, abrindo espaço para uma nova prática médica, capaz de unir os avanços científicos e tecnológicos com uma abordagem centrada na pessoa e no conceito ampliado de saúde.

Sabemos que há muito a caminhar até atingirmos esse patamar, e que a aplicação dessas premissas na rotina médica pode parecer incipiente, mas os avanços já estão acontecendo – e de uma maneira que, acredito, seja irreversível. Vários passos importantes foram dados nos últimos anos na formulação dos conceitos, reunião dos profissionais em rede e organização dos conhecimentos produzidos, com publicações em revistas científicas.

Um dos marcos desse processo foi a criação em 1991, nos Estados Unidos, do Office of Alternative Medicine – agora chamado National Center for Complementary and Alternative Medicine. Essa instituição foi responsável por formalizar um vocabulário próprio para a medicina integrativa e abrir espaço para pesquisas sobre a integração entre corpo e mente e terapias complementares. Poucos anos depois vieram os primeiros resultados práticos: as faculdades de medicina norte-americanas incluíram uma introdução aos cuidados complementares no currículo – estima-se que 75% de todas as faculdades de medicina dos Estados Unidos já ofereçam pelo menos uma opção do tipo durante a graduação. Simultaneamente, centros médicos universitários, hospitais e consultórios particulares,

Medicina integrativa

associados a planos de saúde, passaram a oferecer opções às terapias convencionais. Muitos, inclusive, criaram centros especializados em medicina complementar.

A reação dos pacientes e a boa adesão à medicina integrativa, como mostramos nos capítulos anteriores, são outros fortes indicativos desse avanço nos consultórios e hospitais. Pesquisas mostram que isso se deve em grande parte à satisfação que eles sentem com o atendimento feito pelos profissionais da área e aos ganhos em saúde e qualidade de vida. Levantamento feito em 2008 no Centro Clínico de Medicina Integrativa da Universidade de Michigan (Estados Unidos) mostrou que mais de 62% dos pacientes classificaram os cuidados recebidos no local como excelentes e mais de 80% deles passaram a se sentir melhor após o início do acompanhamento – resultado que poucos centros de saúde conseguem alcançar.

O levantamento mostra também que a medicina integrativa tem conseguido acolher pacientes que não se sentem satisfeitos com a medicina convencional. Uma vez que eles chegam aos cuidados integrativos, movidos por buscas pessoais, tendem a permanecer e a introduzir alterações em seu estilo de vida e nos tratamentos que realizam.

Outro mapeamento, desta vez feito pelo Bravewell Collaborative em 2006, mostrou que a medicina integrativa deixou de ser um modelo em estágio inicial, conquistando instituições, influenciando aos poucos a formulação de políticas públicas e começando também a educar uma nova geração de profissionais da saúde. O desafio daqui em diante é ampliar a prática sem abdicar dos conceitos básicos do modelo – centros espalhados em grandes instituições acadêmicas públicas e privadas, no Brasil e no mundo, estão mostrando que isso é possível.

Nos Estados Unidos, atualmente todo serviço oncológico tem um programa de medicina integrativa. Na Universidade do Texas, o MD Anderson Cancer Center oferece mais de 75 tipos de terapia complementar aos pacientes. O Osher Center for Integrative Medicine, da Universidade de Harvard, se destaca pelas pesquisas sobre a eficácia e aplicação de práticas complementares como acupuntura e fitoterapia chinesa. Com o atendimento centrado em pacientes com doenças crônicas e câncer, a instituição promove, além de cursos para médicos, encontros educacionais com o público leigo. O Centro de Medicina Integrativa da Faculdade Médica da Universidade de Maryland também tem um programa de educação e orientação de pacientes com dores crônicas, fibromialgia, artrite, diabetes e osteoporose, entre outros. Com a abordagem da medicina integrativa, eles preparam pacientes para cirurgias, auxiliam mulheres a atravessar o período da menopausa e recebem pessoas que precisam aprender a gerenciar melhor a reação ao estresse.

Em Nova York, o Continuum Center for Health and Healing, do Beth Israel Medical Center, desenvolve há anos um modelo que mescla atendimento integrativo aos pacientes, formação médica e pesquisas – lá, as técnicas mais avançadas da medicina são usadas com diversas mo-

Medicina integrativa

dalidades de terapia complementar, inclusive conhecimentos de sistemas indígenas de cura.

O Arizona Center for Integrative Medicine, da Universidade do Arizona, criado pelo pioneiro Andrew Weil – onde estudei por dois anos num programa de formação em medicina integrativa –, funciona como uma associação bastante completa de ensino, pesquisa e atendimento clínico. No aspecto educacional, o centro oferece, além do programa educacional de formação com mil horas de conteúdo, um programa de residência em medicina integrativa, que já formou sua quarta turma em parceria com diversos centros e hospitais, cursos on-line e conferências durante todo o ano, promovendo encontros e debates com profissionais da área. O centro tem também duas clínicas em Tucson e disponibiliza, pela internet, uma lista de médicos especialistas nessa abordagem em atuação nas várias regiões dos Estados Unidos. Paralelamente a esse movimento, há pesquisas sendo conduzidas pelos profissionais e estudantes do centro sobre a associação da medicina convencional com a integrativa.

Esses são apenas alguns exemplos de como a medicina integrativa está sendo colocada em prática por centros de saúde e instituições universitárias. Por aqui, as iniciativas também já estão espalhadas pelos principais hospitais e universidades. Destaco o trabalho de que participo no Hospital Albert Einstein, onde os conceitos da medicina integrativa e as práticas complementares estão sendo implementados com as mais modernas técnicas médicas nos cuidados com pacientes que convivem com o câncer. Nos moldes do que ocorre nos grandes centros aqui mencionados, o paciente do hospital passa pela avaliação do grupo de medicina integrativa e complementar. Em seguida, os médicos discutem a indicação e a utilidade de inúmeras práticas terapêuticas e intervenções em seu processo de recuperação. Também no Albert Einstein, vale a pena destacar o trabalho do Instituto do Cérebro, que está desenvolvendo projetos para avaliação das práticas contemplativas (como a meditação) no processo cognitivo e emocional, utilizando a ressonância magnética funcional.

Outro trabalho importante no Brasil está ocorrendo dentro da Universidade Estadual de Campinas (Unicamp), no Laboratório de Práticas Alternativas Complementares e Integrativas em Saúde (Lapacis). Os pesquisadores do laboratório investigam, por exemplo, o uso das práticas complementares em pacientes com diabetes e câncer e o ensino dessas modalidades nas escolas médicas, numa abordagem que une a compreensão das ciências sociais à prática médica. Na cidade, o projeto Saúde Integrativa, uma experiência muito interessante de aplicação da acupuntura no atendimento a pacientes com dores da rede pública de saúde municipal, conseguiu reduzir o consumo mensal de comprimidos do anti-inflamatório diclofenaco sódico de 549.661 unidades em 2006 para 457.986 unidades em 2008.

Há também profissionais pesquisando e aplicando a medicina integrativa em departamentos da Universidade de São Paulo (USP), Universidade Federal do Rio de Ja-

Medicina integrativa

neiro (UFRJ) e Universidade Federal do Ceará (UFC). O Hospital São Paulo, da Universidade Federal de São Paulo (Unifesp), tem um ambulatório que conduz pesquisas e oferece atendimento em várias modalidades de terapia complementar, como meditação e ioga.

É importante ressaltar ainda que, desde 2006, com a publicação, pelo Ministério da Saúde, da Política Nacional de Práticas Integrativas e Complementares no Sistema Único de Saúde (SUS), as unidades de saúde básica do país passaram a oferecer à população, de maneira sistematizada, sessões de acupuntura, consulta com homeopatas e especialistas em fitoterapia, entre outros. A resolução do governo, que teve como foco estimular os cuidados preventivos com saúde e ajudar a promover maior bem-estar em pacientes de doenças crônicas na rede pública, aconteceu após grupos multidisciplinares contratados pelo próprio ministério terem feito um diagnóstico da oferta de homeopatia, medicina tradicional chinesa, medicina antroposófica e fitoterapia em serviços municipais ou estaduais.

A questão econômica

Mesmo com universidades e unidades de saúde aplicando na prática os conceitos da medicina integrativa, e instituições de pesquisa produzindo conhecimento sobre sua eficácia, os céticos em relação às propostas ainda questionam se ela realmente funciona. Para continuar respondendo a esses questionamentos, e tendo dados para aplacar dúvidas de maneira convincente, precisamos de mais estudos de qualidade – acredito que avanços contínuos nas pesquisas serão capazes de revelar o impacto da medicina integrativa e serão a chave para seu crescimento. Isso porque a própria ciência está fornecendo cada vez mais elementos que ajudam no caminho da prevenção e promoção da saúde, comprovando a importância da prática regular de exercícios, de uma alimentação equilibrada, das predisposições individuais a determinadas doenças e do impacto do estresse e dos fatores psicológicos e sociais no adoecimento.

Em outras palavras, isso quer dizer que já dispomos de conhecimento científico suficiente para embasar orientações no sentido de mudança de estilo de vida e de um atendimento mais personalizado.

Já sabemos, a exemplo das pesquisas conduzidas por Dean Ornish, que alterações no estilo de vida são capazes de evitar e até mesmo reverter quadros crônicos de doenças cardíacas, hipertensão e até alguns tipos de tumor – doenças que aparecem no topo das causas de mortalidade e dos gastos com saúde, no Brasil e no mundo. Mesmo assim, em vez de reduzirmos a incidência dessas patologias, por meio da difusão de um estilo de vida mais saudável – num modelo de baixo custo e alta eficiência –, estamos assistindo a uma explosão de adoecimento. Nos Estados Unidos, 20% do gasto com saúde vai para tratamento de diabetes, num custo *per capita* de mil dólares ao

Medicina integrativa

ano. No Brasil, cerca de 47% dos homens e 39% das mulheres estão acima do peso, segundo pesquisa do Ministério da Saúde, e estimativas apontam que o número de portadores de diabetes saltará 148% em trinta anos – indo de 4,6 milhões para 11,3 milhões em 2030. Relatório da Organização Mundial da Saúde publicado em 2003 aponta que, em 2020, 75% das mortes nos países desenvolvidos serão provocadas por doenças crônicas.

Colocando de outra maneira, além de sabermos que é possível evitar o surgimento de diversas doenças que hoje levam milhões de pessoas a procedimentos caros e invasivos em hospitais, podemos também, com base nos princípios da medicina integrativa, lidar melhor com o aparecimento de doenças crônicas e de estados emocionais fragilizados que afetam drasticamente a qualidade de vida da população. Esse conhecimento é extremamente importante hoje, pois a pirâmide populacional mundial caminha para o aumento das camadas mais velhas e a queda nas taxas de fecundidade.

Segundo dados da Organização Mundial da Saúde, havia 6 milhões de pessoas com mais de 60 anos no mundo em 2000. Em cinquenta anos, estima-se que esse número chegue a 2 bilhões. Uma criança que nasce hoje tem chances de viver trinta anos a mais do que um bebê do século XIX. A questão é como essa pessoa passará essas três décadas a mais – desfrutando com saúde e disposição, convivendo da melhor maneira possível com suas doenças crônicas, ou numa cama de hospital, sofrendo intervenções

135

constantes? A resposta depende, em boa parte, das ações que cada um adotar ao longo da vida e do tratamento médico que receber quando for acometido por alguma doença.

Infelizmente, essa compreensão ainda não está consolidada nas planilhas e nos programas dos gestores de políticas públicas de saúde, que precisam ser despertados para novos modelos de atendimento e prevenção. A lógica ainda em vigor é tratar a doença quando ela aparecer – sem entender que, se houver o cuidado enquanto a pessoa está sadia, é possível que ela nem adoeça ou, caso adoeça, se recupere mais rápido. Desse modo, pesquisas clínicas que forneçam evidências científicas da medicina integrativa são extremamente importantes, sobretudo as que investiguem a reação dos pacientes a múltiplas abordagens simultaneamente, além de mais estudos sobre a eficácia das variadas terapias complementares disponíveis.

Trabalhos que enfatizem a questão de custos e eficiência também serão importantes, já que uma das grandes vantagens, do ponto de vista da política pública de saúde, é que o modelo proposto é mais eficaz, racional e barato do que os bilhões gastos no modelo fragmentado e pouco eficiente da medicina convencional. É preciso que sistemas de saúde e gestores públicos e privados aprimorem sua capacidade de criar incentivos para encorajar pessoas a fazer escolhas melhores no dia a dia, adotando um estilo de vida capaz de reduzir os riscos de doenças crônicas que absorvem grande parte dos recursos destinados à saúde. Governos, setores privados de saúde e todos os indivíduos

Medicina integrativa

precisam estar cientes dos fatores que influenciam a manutenção da saúde e do bem-estar.

Caminhos de futuro

Embora haja muitos avanços práticos ocorrendo pelo mundo todo e a reação dos pacientes seja bastante positiva, é possível imaginar três realidades futuras para a medicina integrativa diante da medicina convencional. Vivemos numa área de mudanças rápidas e de constante troca de informações, em que novidades e tendências podem tanto ser absorvidas rapidamente, gerando de fato novos paradigmas, quanto ser cooptadas pelo sistema em andamento e perder sua essência, deixando no caminho os princípios básicos que a criaram. Desse modo, é possível que, numa primeira hipótese, a medicina integrativa perca força, sendo pouco absorvida pelos grandes centros e exercendo pequena influência sobre a medicina convencional. Essa é a visão de profissionais céticos e resistentes a propostas que diferem da prática convencional.

A segunda hipótese seria a incorporação, pela medicina convencional, das ferramentas da medicina integrativa, ficando esse movimento restrito a mais um grupo terapêutico, isolado do tratamento convencional.

A terceira possibilidade, na qual acredito, é que a medicina integrativa seja realmente incorporada à prática médica, levando sua proposta para os consultórios e hospitais e sendo bem-sucedida na mudança da forma como a medicina é exercida. Por esse caminho todos sairiam ganhando e estaríamos dando os primeiros passos para uma mudança maior e efetiva no sistema de cuidados médicos.

São três realidades possíveis, levando em conta a diversidade de opiniões e de forças em jogo nos sistemas de saúde. Na minha opinião, e embasado nos avanços que estão acontecendo, acredito que estamos falando aqui de um movimento sem volta. Por mais que haja divergências e profissionais que depositem pouca credibilidade na medicina integrativa, não há como negar que ela esteja sendo posta em prática todos os dias, com muitos pacientes.

Devido a isso, mais do que um tempo para formulação de conceitos, vivemos um momento de ação – um exemplo concreto interessante é a iniciativa do Comitê de Saúde, Educação, Trabalho e Seguridade Social do Senado Norte-Americano, que chamou os pioneiros da medicina integrativa para uma série de palestras e debates que indicaram um plano de ação a ser incluído na reforma do sistema de saúde do governo Obama. Acredito ser possível uma rápida absorção do que está sendo apresentado, num processo de superação das divergências. O modelo proposto, mais barato e eficaz, traz todos os elementos importantes para ser incorporado à prática médica convencional. Resta saber de que forma isso acontecerá: como mudança de paradigma ou como incorporação de uma tendência – nos Estados Unidos, hoje, acontecem as duas coisas simultaneamente.

Medicina integrativa

Citando uma frase de Rachel Naomi Remen, a proposta é a integração da pessoa com o todo e das técnicas como um todo, ampliando o leque em duas dimensões. A dimensão horizontal pressupõe a integração de técnicas, com a combinação de várias modalidades terapêuticas voltadas para a cura associadas à medicina convencional – com isso, é possível expandir o leque de tratamentos oferecidos e, consequentemente, ampliar as chances de cura. A dimensão vertical pressupõe a reintegração de corpo, mente e espírito na compreensão da origem da doença e na capacidade de recuperação das pessoas, ampliando o conceito de saúde para além do corpo. Com isso, temos pessoas inteiras cuidando de pessoas inteiras, numa expansão também da atuação do profissional de saúde. Numa frase do pioneiro Andrew Weil, conseguir essa ampliação de leques é chegar à medicina do futuro, à boa medicina, que não faz distinções, mas usa todos os recursos em prol do paciente.

Por fim, defendo que a mudança de paradigma de fato acontecerá quando médicos e terapeutas trouxerem para si a capacidade inata de cura do ser humano. O aprendizado do que foi proposto neste livro, como autocuidado e atenção, vale para todos. Vale para que médicos e profissionais da saúde também se cuidem. Quando isso acontecer, a mudança já estará ocorrendo – de maneira irreversível.

leia também

UMA QUESTÃO DE EQUILÍBRIO
A RELAÇÃO ENTRE HORMÔNIOS,
NEUROTRANSMISSORES E EMOÇÕES
Sergio Klepacz

Livro inovador que revela uma visão mais abrangente da medicina. Mostra a importância do equilíbrio da rede hormonal como pilar da saúde física, emocional e psíquica. Dietas adequadas e reposição hormonal são os instrumentos do autor para garantir a boa qualidade de vida de sua vasta clientela.
REF. 50042   ISBN 85-7255-042-9

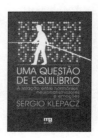

MEDICINA E MEDITAÇÃO
UM MÉDICO ENSINA A MEDITAR
Roberto Cardoso

Médico há mais de vinte anos e meditador há mais tempo ainda, o autor fez um livro mostrando com precisão várias técnicas de meditação e os seus benefícios para a saúde. Sem qualquer orientação religiosa, filosófica ou moral. Para ler, aprender e praticar.
REF. 50041   ISBN 85-7255-041-0

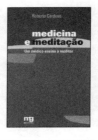

O PACIENTE COMO SER HUMANO
Rachel Naomi Remen

Onde está o lado positivo do paciente? Um apelo aos médicos e doentes para que tomem consciência de suas forças interiores e de suas capacidades: a coragem, a sabedoria, o humor, a criatividade e, acima de tudo, a imaginação. Estas forças servirão de apoio para a recuperação do bem-estar físico e mental, e médicos e pacientes nelas encontrarão fontes de autoalimentação, motivação renovada e uma forma de combate ao estresse emocional.
REF. 10418   ISBN 85-323-0418-4

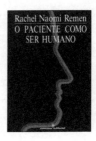

A PSIQUE DO CORPO
A DIMENSÃO SIMBÓLICA DA DOENÇA
EDIÇÃO REVISTA
Denise Gimenez Ramos

Um estudo dos modelos conceituais sobre saúde e doença, encontrando na psicologia analítica subsídios para o desenvolvimento de um corpo teórico para abranger a questão psique–corpo na doença. Nesta edição revista e atualizada, a autora aborda recentes estudos das neurociências e o crescente reconhecimento da influência de fatores psicossociais em quadros orgânicos.
REF. 10052   ISBN 85-323-0052-9

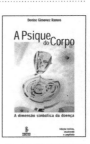

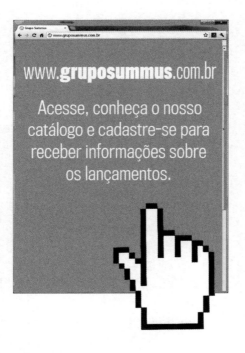